KB198045

기적의 편식

감수자 | 정명일

미국 럿거스Rutgers 대학교 영양학부에서 영양유전체학Nutrigenomics 분야로 박사학위를 취득했다. 생화학, 생리학, 분자생물학, 영양학 등의 기초과학에 전문지식과 깊은 통찰이 있는 연구자로서 학계 및 기관과 공동연구를 진행하여 국제적인 학술논문을 발표하는 등 활발한 연구 활동과 동시에 다양한 의료인들과 협업하면서 임상 쪽 경험도 꾸준히 쌓고 있다. MBC 〈지방의 누명〉 학술 자문역을 통해 국내에 저탄고지 식단이 확산되는데 주역을 담당했으며, 축산바로알리기연구회와 함께 저탄고지 포럼을 주관하여, 일반인들에게 저탄고지와 맞춤 영양을 알리고 있다. 현재는 병원 대상 맞춤 영양 검사도구인 모발 미네랄 검사, 타액호르몬 검사, 영양 보충제를 판매하는 건세바이오텍 대표이다. 학계, 대중과 폭넓게 교류하며 누적된 통찰을 바탕으로 개인별 맞춤 영양이라는 최첨단 분야를 개척해나가는 와중에 알레르기와 염증성 질환으로 고생하는 수많은 아이들을 만나면서 아이들의 식단에도 관심을 갖게 되었다. 이 책을 통해 미래를 책임질 아이들의 식단의 중요성에 대해 많은 부모님들이 공감하고 행동해 주길 바라며 앞으로도 융복합적 영양학자로서의 선구자적 역할을 지속해나갈 예정이다.

알레르기 아토피 비염은 사라지고
면역력은 채워지는 초등 아이 식단 가이드

기적의 편식

1판 1쇄 발행 | 2024년 11월 30일
1판 2쇄 발행 | 2025년 1월 10일

지은이 | 김주영
펴낸이 | 최태선
펴낸곳 | ㈜솜씨컴퍼니
브랜드 | 정말중요한

등록 | 제2015-000025호
주소 | 14056 경기도 안양시 동안구 벌말로 123 A동 2106호
전화 | 070-8633-1268
팩스 | 02-6442-4364
이메일 | love@somssi.me
제작 | 타라티피에스
용지
표지 | 아르떼 190g
본문 | 마카롱 80g

ISBN 979-11-86745-76-2 03510

정말중요한은 ㈜솜씨컴퍼니의 건강 출판 브랜드입니다.

기적의 편식

알레르기·아토피·비염은
사라지고
면역력은 채워지는
초등 아이 식단 가이드

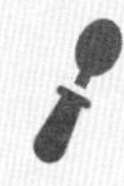

김주영 지음 · 정명일 감수

정말중요한

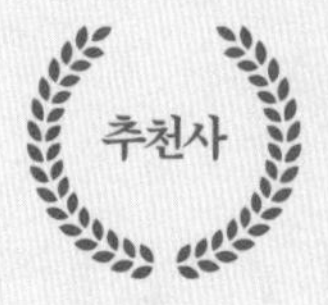

교실 과자파티는 학생들이 손꼽아 기다리는 행사였습니다. 가공식품이 일으키는 문제를 알게 된 후, 우리 교실에서는 집 밥 도시락 파티를 합니다. 이 책은 부모와 교사들이 시행착오를 줄이고 아이들의 건강을 위해 더 나은 선택을 할 수 있게 도와줄 것입니다.

— 주호네 전보경, 『발달장애 자연치료 식이요법 갭스』 공동역자

탄탄한 이론 설명과 간편한 핵심 정리까지, 아이들 건강 문제로 처음 식단을 접하는 사람들을 위한 훌륭한 가이드가 나와서 기쁩니다! 그동안 '아이들 식단' 만을 주제로 최신 연구가 반영된 책은 국내에 없었습니다. 이제 카페 회원들에게 '이 한 권이면 쉽게 아당줄 할 수 있어요!' 라고 자신 있게 소개할 수 있게 되었습니다.

— 신록, 〈아이들의 당을 줄이자〉 카페 운영자

아무거나 잘 먹는 아이가 아니라 건강하게 골라 먹을 줄 아는 아이로 키워야 합니다. 잘못된 건강상식, 건강식을 가장한 가공식품, 골라 먹는다고 유난스럽다는 시선들 속에서 '기적의 편식'이 등대 같은 지침서가 되어 주리라 믿습니다.

— 카이씬, 〈아이들의 당을 줄이자〉 카페 운영자

이 책은 진정한 건강이 무엇인지 몰랐던 무지한 엄마에게 불편한 진실을 선사합니다. 하지만 그 길은 결국 우리 모두가 알아야 할 길이며 나아가야 할 명확한 방향입니다. 모든 아이들이 최상의 건강함을 되찾기를 바라는 저자의 절실함이 켜켜이 녹아든 이 책은 모든 부모와 교사들의 필독서가 되어야 합니다. 읽는 순간 '건강함의 기준'이 달라지는 기적이 펼쳐질 것입니다.

— 소피노자 박서윤, 봄들애 인문교육연구소 대표, 『10배의 부가 온다』 저자

교사로, 엄마로, 아내로 생생한 경험담들이 잘 전달되어 몰입해서 읽었습니다. 저 역시 고등학교에서 학생들을 가르쳤기 때문에 책 속 초등학교의 상황을 뼈저리게 통감합니다. 아이는 물론, 부모님과 우리 가족 모두의 건강이 내게 달려 있음을 기억해 주세요. 제대로 된 지식과 식사철학을 갖고 싶다면 이 책을 꼭 읽어보시길 권합니다.

— 카니비비안, 카니보어 전문가

이 책은 참 따뜻하고 친절합니다. 아직은 많은 사람들에게 낯설고 무서운, 그러나 건강한 식단을 초등학교 선생님의 진심 어린 마음으로 전달하고 있어 쉽게 읽을 수 있습니다. 특히 상황별로 구체적인 식단을 제시하며 누구나 따라 하기 쉽게 알려 줍니다. 많은 사람들이 이 책을 통해 가족의 건강과 기적 같은 삶의 변화를 만나길 바랍니다.

— 이소미, 『육식 혁명 카니보어』 저자

기적은 가까이 있습니다

한 아이가 코를 후비적거립니다. 얼마나 답답하면 저럴까 싶어 못 본 척 고개를 돌리면 또 다른 아이가 코를 파고 있습니다. 코 후비는 정도는 양호합니다.

"선생님, 저 가래 좀 뱉고 올게요."

"선생님, 저 코 좀 풀고 와도 되나요?"

"선생님, 너무 가려운데 보건실 가서 약 좀 바르고 와도 돼요?"

불편함을 느끼는 아이들이 여기저기서 두더지처럼 불쑥불쑥 튀어나옵니다. 쉬는 시간이 아닙니다. 수업 중 원활한 진행이 어려울 정도라 아이들과 약속을 합니다.

"자, 이제부터 가래 때문에 힘들거나 코가 답답해서 힘든 사람은 손을 들고 선생님한테 신호를 보낸 다음 조용히 화장실에 다녀오는 거야. 알겠지?"

25명 중 2명을 제외한 23명이 비염이나 아토피, 천식 등의 질환을 가지고 있는 저희 반 아이들, 현재 초등학교 수업 시간 풍경입니다.

교사이기도 하지만 저 역시 아이 엄마입니다. 24년 전 첫아이를 낳고 육아서와 이유식 책 등을 구매해서 아이 양육에 필요한 것들을 열심히 익혔습니다. 노력이 무색하게도 아이에게 생후 3개월 무렵 아토피가 생겼습니다. 무엇이 원인인지 몰라 냅다 병원부터 달려갔지요. 여린 피부에 연고를 바르고, 약을 먹이기 시작했습니다. 아이를 기르며 힘들었던 순간과 아찔했던 고비를 떠올리면 인생에서 가장 행복한 순간이자 가장 위험했던 도전이 아닌가 하는 생각도 듭니다. 너무 대책 없이 엄마가 된 것이 아니었나 싶었습니다.

'요즘에 아토피 없는 애들 거의 없잖아. 다 그러고 사는 거지. 가려우면 연고 바르고, 아프면 약 먹으면 되지. 세상이 좋아져서 좋은 약도 많고 연고 바르면 금방 가라앉는데 뭐. 너무 스트레스 받지 말자.'

현실과 적당히 타협하며 자위했지만, 아침이면 아이 이불은 피범벅이었고 밤새 긁었을 아이가 안쓰러워 울었습니다. 많은 사람들이 말하는 '건강한 식사'를 주려고 노력했고, 늘 골고루 먹으라는 말을 잊지 않았습니다. 그러나 아토피는 낫지 않았습니다.

그랬던 아이가 대학생이 되었습니다. 역류성 식도염, 복통, 아토피를 달고 살던 아이가 지금은 누구보다 건강하고 활기찬 모습으로 성장했습니다. 식습관을 바꾼 덕분입니다. 예전처럼 먹으면 증상이 다시 생긴다는 걸 알기에 항상 건강한 편식을 하려고 노력하는 성인이 되었습니다.

식습관으로 고칠 수 있는 질환은 생각보다 많습니다. 간단하게는 소화불량부터 비염, 아토피부터 우울증까지도 고칠 수 있습니다. 우리가 흔히 유전이라고 생각하는 병들이 사실은 유전이 아닐 수 있다는 사실을 한 번쯤 생각해보아야 합니다. 부모는 아이의 거울입니다. 아이는 부모의 모습을 보면서 세상을 배워 나갑니다. 먹는 것도 마찬가지입니다. 아이는 부모의 식습관과 생활 습관을 공유하며 부모가 가진 질병까지 그대로 닮습니다. 아이가 건강하게 자라기를 바란다면 부모가 먼저 건강한 음식을 알고 식습관을 바로잡아야 합니다.

저는 아이들에게 당당하게 편식하라고 이야기합니다. 건강하지 않은 음식을 식단에서 빼고 건강한 음식을 식단에 넣는 것이 제가 말하는 '편식'입니다. 그렇다면 건강한 음식과 그렇지 않은 음식을 알아야겠지요.

채소는 누구에게나 좋을까요?

콩은 건강한 음식일까요?

고기를 많이 먹으면 큰일 날까요?

잡곡밥이 쌀밥보다 좋을까요?

싱겁게 먹어야 건강에 좋을까요?

기름진 음식은 무조건 나쁠까요?

'건강한 식사'에 대한 상식은 모두 틀렸습니다. 최근의 여러 연구 결과를 보면 우리가 그동안 알고 있던 '건강한 식사'는 진정 건강한 식사가 아닙니다. 편식이 필요합니다. 제가 처음 학교에 발령받아 교직을 시작한 1997년보다 요즘 '건강한 음식'이라는 이름을 가진 식품들이 많습니다. 하지만 아이러니하게도 아픈 아이는 더 많아졌습니다. 믿기지 않는 현실이 안타깝습니다.

늦지 않았습니다. 40대 중반에 식단을 시작한 저도 해냈습니다. 오직 식단만으로 건선을 치료하고 무릎 통증을 치료하고, 20대에 뒤지지 않는 체력과 생활의 활기를 되찾았습니다. 7년 전, 남들이 하지 않는 새로운 식단, 편식을 하며 기적같은 변화를 경험했습니다. 이 책에 제가 공부한 정보와 실제 경험, 주변 사례를 담았습니다.

우리 아이들이 '건강한 편식'으로 모두 건강해져서 하고 싶은 일을 몸이 아파서 못하는 상황이 생기지 않기를, 하고 싶은 일을 하며 행복을 누리기를 기대합니다. 이 책이 대한민국 부모님들이 건강한 편식을 공부하는 계기가 되기를 바랍니다. 기적을 만나기를 희망합니다. 아이들의 건강을 위해 각자의 위치에서 최선을 다하는 대한민국 모든 엄마들을 응원합니다.

목차

PART. 4
4주 만에 4배 건강해지는 건강한 편식 7가지 원칙

PART. 5
건편식 실천 가이드

PART. 1

여기저기 아픈 우리 아이, 내 잘못일까?

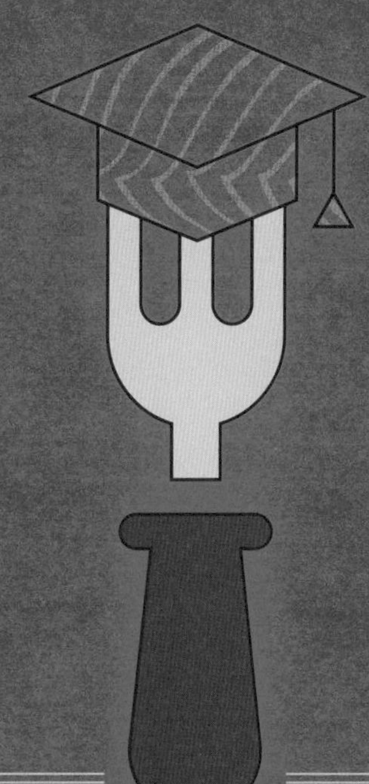

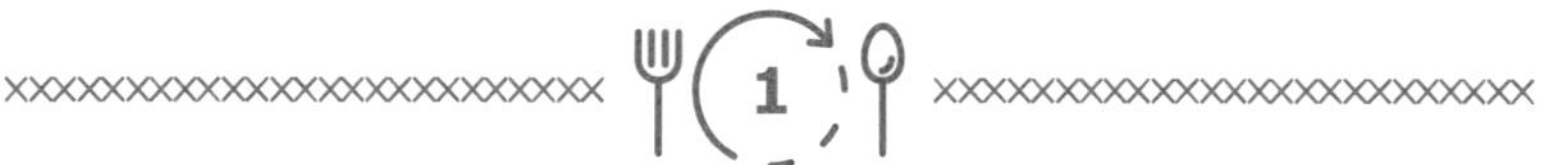

아이들 80퍼센트가 달고 사는 알레르기 증상

코로나19로 몇 년 동안 사회적 거리두기와 마스크 의무 착용이 이뤄졌습니다. 규제가 하나씩 풀리며 마스크를 벗고 처음으로 맞는 2023년 겨울, 아이들은 유독 심하게 감기를 앓았습니다. 독감 유행까지 겹쳤던 시기에는 각종 알레르기와 호흡기 증상으로 우리 반 전체 인원 중 40퍼센트인 10명이 결석한 날도 있었습니다. 학교에 나온 사람 중에도 계속 코를 풀거나 기침을 하고 가래를 뱉는 등 불편해 보이는 학생, 점심 식사 후에 약을 먹는 학생들도 꽤 있었습니다.

이런 상황에서는 수업에 제대로 집중하기도 어렵습니다. 책상 위에는 휴지 한 뭉텅이씩 놓여 있고, 여기저기서 훌쩍이는 소리가 들립니다. 소매를 걷고 본격적으로 긁는 학생도 있습니다. 수업을 진행하는 교사도 집중이 어렵기는 마찬가지입니다.

안타까운 마음, 궁금한 마음에 아이들에게 물어보았습니다.

"아토피 있는 사람? 비염이나 축농증 있는 사람? 천식 있는 사람? 늘 코가 답답한 사람? 피부가 가려운 사람?"

질문할 때마다 제가 파악하고 있는 인원보다 훨씬 많은 학생들이 손을 듭니다. 한 번도 손을 들지 않은 학생은 겨우 5명입니다. 우리 반 학생 25명 중 20퍼센트인 5명만 '멀쩡한' 셈입니다. 80퍼센트는 생활 속에서 소소한 불편함을 당연하다 생각하고 지내고 있었습니다.

점차 늘어나는 알레르기 증상

새 학년 새 학기가 되면 학교에서 가장 먼저 내보내는 안내장이 가정환경조사서와 기초건강조사서입니다. 조사서에는 가족 구성원 정보, 아이의 평소 성격 같은 기본 정보뿐 아니라 응급상황에 대비하기 위한 정보를 기입해야 합니다. 응급상황 시 가야 하는 병원, 특정 약물 알레르기, 학교에서 건강상의 문제로 참여가 불가능한 활동, 주의할 점 등을 적습니다.

아토피, 비염, 천식 등 흔한 질병이라도 증상이 심하다면 학교에서 급하게 대처해야 할 상황이 생길 수 있으니 부모님들도 자세하게 적습니다. 그러나 증상이 경미하거나 학교에서 해 줄 수 있는 일이 없다고 생각되면 보통 간략하게 적거나 아예 적지 않고 제출하는 경우도 많습니다. 저도 그랬으니까요.

학교에서는 제출한 자료를 바탕으로 보호가 필요한 학생 목록을 만듭니다. 학교 안에서의 활동은 물론 야외 활동을 하거나 현장체험 학습을 갈 때 보호가 필요한 학생은 각별히 신경을 씁니다.

그런데 해마다 요보호 학생 수가 늘어납니다. 20~30년 전만 하더라도 가정환경조사서에 알레르기 증상이 있다고 체크해서 보낸 인원이 지금처럼 많지 않았습니다. 아토피와 비염, 천식 모두 알레르기 증상의 하나로 면역력이 약해지면 더 심하게 나타납니다. 우리 아이들의 신체 면역 기능이 왜 이렇게 떨어지게 되었을까요?

환경오염 때문일까요?
운동 부족 때문일까요?
먹는 음식 때문일까요?
수면 부족 때문일까요?
아니면 유전 때문일까요?

환경오염은 단시간 내에 개인의 힘으로 완벽하게 극복할 수는 없는 문제입니다. 물론 플라스틱이나 일회용품 사용을 줄이고, 세제나 세정 용품 사용에 주의를 기울인다면 나쁜 물질과의 접촉을 어느 정도는 조절할 수 있습니다. 그러나 외부 대기오염이라든지 수질오염은 개인의 노력으로 극복하기 어렵습니다.

작은 실천으로 만드는 큰 변화

그렇다면 음식과 수면, 운동은 어떤가요? 개인의 의지로 얼마든지 개선할 수 있는 부분입니다. 단, 한 가지 전제가 있습니다. 음식, 수면, 운동에 대해 올바른 지식을 알고 있어야 합니다. 사실 올바른 수면과 운동에 대해서는 의견이 어느 정도 모아집니다. 그렇다면 음식은 어떨까요?

음식에 관해서는 수많은 이견이 존재합니다. 뉴스나 신문, 텔레비전 등 미디어에는 의학 전문가들이 나와 '건강 상식'을 매일같이 이야기해 줍니다. 많은 사람들이 그들의 말을 믿고 따르려 노력합니다. 가족 모두의 건강을 위해 전문가가 이야기해 주는 상식에 따라 식단을 준비합니다.

짜게 먹으면 신장에 무리가 간다며 저염식을 하고, 비타민 섭취를 위해 매 끼니 채소 반찬을 준비하고, 껍질에 영양이 많다고 하니 쌀밥 대신 잡곡밥과 통곡물을 챙깁니다. 동물성 지방은 혈관을 막히게 한다고 했으니 무조건 식물성 기름을 요리에 사용하고 기름기 많은 고기를 먹을 때는 기름을 떼어 내고 먹습니다. 혈당을 올리는 설탕 대신 알룰로스 같은 대체 감미료를 쓰기도 합니다. 그러나 며칠 뒤 미디어를 보면 또 다른 전문가가 반대의 이야기를 합니다.

건강하게 먹으려고 노력하는 사람이 늘었는데 치매에 걸리고 젊은 나이에 암이 발병하는 사람의 숫자는 왜 더 늘었을까요? 아이들은 갈수록 왜 더 많이 아플까요? 나이 들면 아픈 게 당연하고, 아프면 약을 한 줌씩 털어 먹는 것이 당연할까요? 지구 오염이 심해지니 태어나는 아이들 대다수가 아토피를 겪고 비염이나 천식을 앓는 일을 그냥 받아들여야 할까요?

이런 문제에 대해 진지하게 생각해 보신 적이 있는지 묻고 싶습니다. 저 역시 건강하게 먹으려고 몸부림쳤던 사람입니다. 그러나 결코 건강하지 않다는 사실을 깨닫고 영양 공부와 식단 공부를 제대로 했습니다. 그 과정에서 놀라운 사실들을 알게 되었습니다. 단순하게 '가공식품을 먹지 않으면 된다'는 정도의 개념을 말하는 것이 아닙니다.

널리 퍼져 있는 건강에 대한 정보를 의심 없이 받아들이고 계신가요? 각종 대사질환과 만성질환을 앓는 연령대가 점점 낮아지고 있으며 아픈 아이들이 갈수록 많아지는 요즘, 우리가 믿었던 '건강한 음식'에 대해 한 번쯤은 의심해 보았으면 합니다. 소중한 우리 아이들의 건강은 어른들이 지켜내야 하니까요.[1]

1 Allergy Asthma Respir Dis 6 Suppl 1:S40-43, September 2018 https://doi.org/10.4168/aard.2018.6.S1.S40 한국 소아 아토피피부염의 연구 현황과 과제. 편복양 순천향대학교 서울병원 소아청소년과

2

교사, 주부, 그리고 엄마입니다

작은아이가 초등학교에 입학할 무렵 '이제는 정신없이 바쁜 육아에서 조금 벗어나겠구나' 생각했습니다. 그렇게 한숨 돌리려던 때, 몸담고 있던 학교에서 연차가 쌓였으니 부장 업무를 맡아 달라는 권유를 받았습니다. 세 살 터울 아이 둘이 초등학교에 다닐 만큼 컸지만 여전히 돌봄이 필요했고 주말부부로 혼자 아이들을 챙겨야 했던 터라 처음에는 거절했습니다. 그러나 거절도 한두 번이지 계속 피할 수는 없는 일, 결국 학년 업무를 총괄하는 직책을 맡았습니다.

기존 업무에 새로운 업무가 더해지니 쉬는 시간 틈틈이, 반 아이들이 하교한 뒤에도 쉴 새 없이 일을 했습니다. 그래도 퇴근 시간 넘어서까지 일이 끝나지 않았습니다. 초보 부장 교사로 일이 는 만큼 스트레스도 늘었습니다. 직장에 있는 어린이 고객님들께 최선을 다하고 나면 집에 있는 내 아이들에게까지 최선을 다하기가 쉽지 않았습니다. 마음은 점점 급해지고 에너지는 고갈 상태에 다다릅니다. 이쯤이면 마음속에서 '안 되겠다!' 소리가 절로 나옵니다. 학교에서 할 수 있는 일만 얼른 마치고 봐 주어야 할 우리 반 아이들 공책은 바리바리 싸서 집으로 가지고 갑니다.

집으로, 두 번째 출근

집에 가면 두 아이가 엄마를 애타게 기다리고 있었습니다.

"오늘 엄마가 너무 피곤한데 저녁으로 김밥이랑 컵라면 먹자. 응?"

퇴근길 급히 반찬 가게에 들러 산 즉석김밥을 흔들어 보이며 애써 웃는 표정을 지었습니다.

"김밥 싫은데……."

첫째의 말은 못들은 척 한 귀로 흘리고 김밥을 싼 은박지를 펼칩니다. 요즘 같은 때라면 매일 배달 음식으로 끼니를 때웠을지도 모르겠습니다. 미처 끝내지 못하고 가져온 일에, 아이 밥 먹인 뒤 숙제도 봐줘야 한다는 생각에 마음이 바빴습니다. 그래도 한창 우울증을 겪던 때보다는 낫다고 생각하며 애써 마음을 가라앉혔습니다.

딸아이 돌 무렵인 2001년 휴직계를 내고 캐나다 몬트리올에 갔습니다. 그곳에 직장을 구한 남편을 따라서였습니다. 처음에는 '1~2년 정도면 되겠지'라는 가벼운 생각이었는데 지내다 보니 5년이나 머물렀습니다. 그때 이미 N잡러의 삶을 꿈꾸었던 남편은 새 직장 적응에 새로운 일까지 벌이며 밤낮으로 무척이나 바빴습니다. 저는 임신과 육아를 거치며 남들에게 다 말하지 못하는 스트레스가 쌓이고 있었던 것 같습니다. 배 속 아이를 잃는 경험을, 그것도 많이 자란 상태에서 했고 그 뒤 다시 아이를 가지는 과정에서도 마음고생을 했습니다.

화창한 날 자살률이 높은 이유를 저는 그곳에서 이해했습니다. 수영장이 있는 예쁜 펜트하우스 발코니에서 맑은 하늘을 바라보기만 해도 그저 눈물이 나던 시간이 있었으니까요. 한국에 있는 친구들과 가족은 속사정을 다 모르니 좋은 곳에서 일 안 하고 쉰다 생각해 마냥 부러워했습니다. 정작 저는 그곳 생활이 무척 힘들어 한국에 돌아오고 싶었습니다. 둘째를 낳고 심한 우울증이 찾아왔습니다. 그래도 나는 엄마니까, 지켜 줘야 할 아이가 둘이나 있으니까 버티자며 이 악물고 살았던 시절이었습니다.

그때를 생각하면 바쁜 게 오히려 나을지도 모른다고 스스로를 위로했습니다. 그러나 탄수화물 가득한 식단으로 저녁 한 끼를 때우고 나면 지쳐서 아무것도 하기 싫어집니다. 소파에 누워서 잠시 쉬려고 했지만 그마저도 여의치 않습니다. 분명 마음을 잘 다잡았는데 갑자기 화가 납니다.

"학원 숙제 왜 여태까지 안 했어?"

"쉬운 문제인데 이건 왜 틀렸지?"

"에고, 글씨가 이게 뭐니?"

트집을 잡자면 한도 끝도 없는 상황입니다. 아이는 잔뜩 주눅이 들어서 뾰로통해집니다. 집안 분위기는 상상에 맡기겠습니다.

아이를 재우고 나면 10시가 훌쩍 넘는 시간. 싸 들고 온 학교 업무도, 늘어놓은 집안일도 하나 가득이지만 머릿속은 텅 비는 기분입니다. 교사이면서, 엄마이면서, 주부이면서, 아내와 딸 역할까지 하다 보면 도대체 '나라는 존재는 어디 있을까', '내가 뭐 하나라도 제대로 하는 게 있을까' 생각이 많아집니다. 이런저런 생각이 많아질수록 우울감도 깊어졌습니다. 맥주 한 캔과 과자를 꺼내 앉습니다. 그래, 인생 뭐 있나. 다들 이러고 사는 거지. 시원하고 맛있는 맥주와 함께라면 뱃살 정도야 감수한다는 각오로 스스로를 위로합니다. 여기까지가 저의 10년 전 모습입니다. 초등학교 교사이면서 엄마이면서 주부로 보내며 동동거렸던 하루입니다.

위태로운 일상, 몸의 반응

딸은 지독한 아토피를 앓았습니다. 가려움을 참지 못해 손톱으로 긁어 팔오금과 다리오금이 항상 엉망이었습니다. 밤새 긁다 보니 아침에 일어나면 핏자국이 굳어 있는 일은 다반사, 이불에 피가 묻어 있는 날도 많았습니다. 긁고 또 긁어 피부는 코끼리 가죽처럼 거무죽죽하고 두꺼워졌습니다.

병원도 참 많이 드나들었습니다. 피부과, 한의원 등 온갖 병원을 전전해도 기껏해야 알레르기 검사를 할 뿐입니다. 알레르기 유발 음식을 먹지 않아도 딱히 상태가 호전되지 않았습니다. 의사 선생님은 1초의 망설임도 없이 바르는 약과 먹는 약을 처방해 줍니다. 약 먹고 연고 바르면 조금 나아지는 듯하다 이내 제자리걸음입니다. 병원에서는 크면 좀 나아지겠지만 이 정도면 완전히 깨끗해지리라는 보장은 없다고 말합니다. 평생 이렇게 살아야 하나, 내가 아이에게 몹쓸 유전자를 물려줬나 싶어 안쓰럽고 원망스럽고 생각이 많아집니다.

어릴 적 유독 책을 좋아하고 똘똘했던 아이는 피부에 문제가 생기자 집중력까지 떨어졌습니다. 공부하다 팔다리 가려움이 올라오면 집중력이 깨졌습니다. 책을 읽다 갑자기 멍해지는 모습도 자주 보였습니다. 그런 모습을 보면 농담처럼 "정신차려!" 하고 외쳤지만 그때뿐이었습니다.

아프다는 말을 하지 않고 지나가는 날이 거의 없었습니다. 어제는 배가 아프고, 오늘은 머리가 아프고, 다음 날은 눈이 충혈되고, 그 다음 날은 온몸에 발진이 일어났습니다. 아픈 배를 부여잡고 수업을 듣고, 두통에 시달리며 끝까지 공부를 놓지 않았지만 수능을 보던 날도 원인 모를 통증은 피할 수 없었습니다. 갑작스런 복통으로 응급실에 실려 갈 뻔하다가 위기를 넘기고 끝까지 고군분투했으나, 결국 첫 번째 수능은 망쳤습니다.

그때는 미처 몰랐습니다. 딸아이가 피부가 엉망인 이유, 자주 집중력을 잃는 이유, 다른 아이들도 다 먹는 일반적인 음식만 먹어도 배가 아프고 머리가 아픈 이유, 알레르기 증상이 생기는 이유, 감기를 달고 사는 이유를 말입니다. 병원에서는 어디가 아픈지 물어보고 증상을 완화시켜줄 만한 약만 처방해 주었으니까요. 왜 그런지 원인을 알려 주지 않았으니까요.

그런데 생각하지 못했던 방향에서 실마리가 풀렸습니다. 40대 초반까지는 아무거나 대충 먹고 회식하며 술을 마셔도 자고 일어나면 멀쩡하던 제 몸에 이상이 생기기 시작했습니다. 느닷없이 건선이 생겼습니다. 안구건조증, 잇몸 질환, 만성피로가 언제부터인지 어디서부터인지 가늠하기 힘들 정도로 한꺼번에 나타나 몸은 만신창이가 되었습니다. 이제는 자식 걱정이 아니라 내 몸 걱정을 해 봐야겠다는 생각이 불쑥 올라왔습니다. 그래서 8년 전, 후배의 권유로 저탄고지 식단을 시작했습니다.

사실 처음에는 살 좀 빼 볼까 하는 마음이었습니다. 인터넷과 유튜브, 온라인 커뮤니티 등을 찾아보며 하라는 대로 그냥저냥 대충대충 식단을 시작했는데도 효과가 정말 엄청났습니다. 살이 빠지기 시작했습니다. 64킬로그램에서 54킬로그램으로 10킬로그램이나 말입니다. 더 놀라운 사실은 안구건조증이 없어졌고 건선이 호전되었다는 것입니다.

'어? 이건 뭐지?'

정신이 번쩍 들었습니다.

엄마부터 식단을 해야 하는 이유

중년인 내 몸이 좋아지는 것을 느끼니 이제 막 성인이 된 우리 아이의 아토피도 나아질 수 있겠다는 생각이 들었습니다. 일단 관련 책들을 닥치는 대로 읽으며 공부를 시작했습니다. 식단으로 건선이 치료되고 안구건조증과 잇몸 질환이 고쳐진다면 아토피라고 안 될 건 없지 않을까 하는 생각이었습니다.

결론부터 말하면, 딸아이의 피부는 깨끗해졌습니다. 음식을 먹고 머리 아프다, 배 아프다는 말도 더 이상 하지 않습니다. 내 몸의 이상에 작은 시도를 하고, 몸이 좋아지자 호기심을 가지고 공부하고 실천했습니다. 그 작은 변화가 나와 가족의 건강을 가져다주고 책을 쓰는 기회로 이어졌습니다.

과거의 저는 아침이면 무슨 일이 있어도 커피를 손에 들어야 출근이 가능한 사람이었습니다. 커피로 한껏 카페인을 충전하고 쉬는 시간이 되면 떨어진 당을 끌어올리기 위해 습관처럼 초콜릿이나 과자를 한 조각씩 먹어야 하는 사람이었습니다. 지친 하루는 맥주와 함께 마무리 하는 사람이었습니다. 내 몸이 피곤한 걸 당연하게 여기는 사람이었습니다. 하는 일이 많으니 피곤할 수밖에 없다고 생각했습니다.

지금의 저에게 커피는 마시고 싶을 때 한 잔씩 즐기는 음료일 뿐, 커피 없이도 상쾌하게 하루를 시작합니다. 매일 새벽 5시에 일어나서 하루를 보내도 지치지 않습니다. 출근 전, 가족이 운영하는 오프라인 매장 두 군데의 관리를 돕습니다. 한두 끼 정도는 굶어도 몸이 아주 쌩쌩합니다. 토요일에도 평일과 똑같이 새벽에 일어나 저만의 루틴을 거치고 아침 7시에는 오프라인 독서모임에 참석합니다. 저녁이면 퇴근해서 직접 요리를 하고, 인스타그램에 사진과 레시피를 업로드합니다. 때때로 친구들과 즐거운 저녁 시간을 보냅니다. 틈틈이 글도 씁니다. 30대나 40대 때보다 더 에너지 넘치는 50대 여자입니다.

아이의 질병 원인이 나라면?

우리가 살고 있는 현대 사회에서는 수많은 사람들이 같은 문제를 두고도 서로 다른 주장을 합니다. 다독이 좋다는 사람, 정독이 좋다는 사람, 초등학교 때부터 학원을 보내야 한다는 사람, 초등학교 때는 놀아야 한다는 사람이 있습니다. 투자는 주식이 답이라 주장하는 이도 있고 투자는 부동산이 답이라 하는 이도 있습니다. 건강에 대한 의견도 자주 엇갈립니다.

- 저염식이 좋다 vs. 저염식은 도움이 되지 않는다
- 채소를 꼭 먹어야 한다 vs. 채소는 중요하지 않다
- 적색육은 암을 유발한다 vs. 적색육을 충분히 섭취해야 한다

- 콜레스테롤이 높으면 심장병 발병률이 높아진다 vs. 콜레스테롤과 심장병은 관련이 없다
- 소기름, 돼지기름은 혈관을 막는다 vs. 동물성 기름을 섭취해야 한다
- 우유는 아이들 성장에 필수다 vs. 우유는 성장에 큰 영향을 주지 않는다
- 식물성 단백질은 건강에 좋다 vs. 식물성 단백질은 피하는 게 좋다
- 현미 등 통곡물이 건강에 좋다 vs. 현미 등 통곡물은 건강과 상관없다
- 식물성 기름이 건강에 좋다 vs. 식물성 기름은 건강에 나쁘다

선택은 개인의 몫이지만 논리적이고 합리적인 이유가 있어야 합니다. 먹는 음식과 생활 방식은 건강과 삶의 질을 좌우합니다. 당장 맛있으니까 먹고 남들이 먹으니까 먹는다면, 남들이 아플 때 나와 내 아이도 똑같이 아플 수 있습니다. 탄수화물이 우리 몸을 아프고 살찌게 한다고 하면 탄수화물을 끊었다가, 또 어디선가 꼭 필요하다는 소리가 들리면 갑자기 탄수화물을 늘립니다. 채소와 과일이 디톡스에 좋다고 하면 채소와 과일을 한 끼 식사로 하는 등 줏대 없이 흔들립니다. 그러다 결국에는 골고루 먹는 게 최고라며 스스로와 타협한 뒤 아무거나 먹고 있지는 않나요?

내 몸 바로 알기

우리를 건강하게 해 주는 음식을 먹기 위해서는 나와 나의 가족, 우리

아이의 몸 상태를 잘 파악하는 것이 우선입니다. 어떤 음식에 알레르기 반응이 나타나는지, 지금 부족한 영양소나 미네랄이 있는지, 음식이 몸에 잘 흡수되고 있는지를 먼저 파악해 보세요. 같은 음식도 사람에 따라 다르게 반응하기도 합니다.

반대로 누구에게나 공통적으로 꼭 필요한 건강한 음식, 절대 먹으면 안 되는 음식도 있습니다. 인간의 몸에 꼭 필요한 영양소와 그 영양소를 잘 채워 주는 음식은 어떤 것인지, 누가 먹어도 독이 되는 음식이 무엇인지도 알아야 합니다.

스스로 공부해야 합니다. 더군다나 부모라면 꼭 먼저 공부하시길 권합니다. 케케묵은 과거의 엉터리 정보나 거대한 식품 기업들이 퍼뜨린 가짜 정보가 아닌 제대로 된 연구를 통해 알려진 최신 영양학을 말입니다. 건강 정보의 홍수 속에서 진실을 찾아내려면 공부만이 답입니다. 방송 매체 속 정보, 신문 기사, 논문의 내용이 진짜 정보인지 거짓 정보인지를 가려낼 수 있는 혜안을 갖고, 개개인의 몸에 맞는 적절한 음식이 무엇인지 파악하려면 공부는 필수입니다.

100세 시대와 음식

나이가 들었다고 모두 암에 걸리고, 치매에 걸리고, 기운 없지는 않습니다. 젊다고 모두 활기 넘치고 건강하지도 않습니다. 평생을 건강하게 살고 100세가 넘었어도 총명하고 몸이 가벼운 어르신이 있는 반면, 젊은 나이에도 암에 걸리고 우울증이나 알츠하이머 진단을 받아 병원에 드나드는 사람도 많습니다. 병에 걸린 원인을 제대로 알려고 하지도 않으면서 쉽게 만병의 근원은 스트레스라고 치부합니다. 처방받은 약을 종교처럼 떠받들며 생명을 근근이 유지하는 사람들도 많습니다.

100세 시대라고 떠들어대지만 생존 나이와 건강 나이는 다릅니다. 그냥 살아만 있을지, 건강하고 가치 있는 삶을 살지는 내가 먹는 음식과 내가 하는 행동에 달려 있습니다. 그리고 그 차이는 어렸을 때부터 시작됩니다. 어릴 때부터 먹어 온 음식과 식습관이 아이들의 미래를 만드니까요. 아이가 쉽게 지친다면, 두통과 복통을 자주 호소한다면, 아토피나 비염, 알레르기, 천식이 있다면, 집중력이 좋지 못하다면, ADHD 의심 증상을 보인다면, 지나치게 신경이 날카롭거나 우울 증세를 보인다면, 변비가 있거나 설사를 자주 한다면, 비만이라면, 여드름이 심하다면, 시력이 나쁘다면 무엇을 어떻게 먹고 있는지부터 체크해 보세요.

엄마가 아이들을 보낼 학원을 선택할 때 눈에 보이는 학원 아무 데나 들어가서 돈을 내고 등록하지는 않습니다. 학원 분위기가 어떤지, 커리큘럼이 우리 아이에게 맞는지, 선생님은 유능한지, 어떤 교재를 사용하는지 종합적으로 다 보고 신중하게 선택합니다.

그런데 우리 몸에 들어갈 음식을 고를 때에는 어떤지 생각해 봅시다. 아이가 먹고 싶다고 하는 음식을 다 사 주는 것이 사랑이라고 착각하고 있지는 않나요? 마라탕 먹고 탕후루 먹기, 파스타 먹고 케이

우리 아이 식생활 점검 체크리스트	
내 아이가 먹으면 안 되는 알레르기 음식을 알고 있나요?	✓
가공식품이나 밀키트를 자주 먹나요?	
기름진 음식(고기에 붙은 지방이 아닌 식물성 지방으로 튀긴 음식)을 많이 먹나요?	
단 음식을 좋아하나요?	
과일은 건강한 음식이라며 너무 많이 주고 있지는 않나요?	
고탄수화물 식사를 하고 있나요?	
너무 자주 먹고 있지는 않나요?	
충분한 양의 고기와 생선, 달걀을 먹고 있나요?	

크와 버블티 먹기, 치킨과 함께 콜라 먹기 등을 너무 쉽게 허락하고 있지는 않은지 말입니다. 초등학생 때 잡아 주어야 할 습관은 공부 습관만이 아닙니다. 평생을 가져가야 할 더 중요한 것은 바로 생활 습관과 식습관입니다.

많은 부모들이 음식의 힘을 깨닫고 아이를 살리기 위한 음식 공부를 시작했습니다. 아이가 자주 아프고, 비만 때문에 스트레스를 받게 하는 원인을 제공한 사람이 다름 아닌 부모일 수도 있습니다. 지금부터 정신 차리고 공부하지 않는다면 말입니다.

우리 아이는 무엇을, 어떻게 먹고 있을까?

초등학생 시절부터 저는 자주 배가 아팠었습니다. 배가 아프다는 소리를 시시때때로 하니 어머니는 저를 데리고 종합병원까지 가셨습니다. 여러 가지 검사를 받았지만 결과는 '이상 없음'으로 나왔습니다. 학교 다니면서 스트레스를 많이 받나 보다, 정도로 결론이 났었지요. 무엇이 문제였을까 지금 다시 그때를 떠올려 봅니다.

아빠는 사람들과 어울리기를 좋아하셨고 집으로 초대하는 일도 많았습니다. 다행인지 불행인지 엄마 요리 솜씨가 무척 훌륭해서 손님들은 언제나 대만족을 외쳐 주셨지요. 덕분에 집에는 더 자주 손님들이 드나들었습니다. 손님들은 집에 종합선물세트를 들고 오셨습니다. 당시로는 흔치 않게 온갖 과자와 사탕, 캐러멜 등이 항상 집에 있었던 셈이지요. 지금 아이들 키우는 집과 많이 다르지 않을 듯합니다. 종합선물세트에 담긴 것이 어린 제게는 환상의 간식이었으나 지금 생각하면 대환장의 음식이었습니다.

삼남매 중 둘째인 저는 유독 식탐이 심했습니다. 학교에 다녀와서도 과자를 먹고, 밥 먹고 나서도 또 먹고, 시간대와 상관없이 과자가 눈에 띄면 쉬지 않고 먹는 것이 일상이었으니까요. 어렸을 때 마르고 길쭉길쭉했던 제 몸은 어느 순간부터 통통해졌습니다. 20대 초반 성인이 되어 처음 받은 건강검진에서 전당뇨 진단을 받았습니다.

유전자를 이기는 생활 습관

부모님에게 물려받은 유전자는 좋았으나 저는 나쁜 식습관과 음식으로 몸을 망가뜨리며 살았습니다. 뒤늦게 문제를 깨닫고 지금은 건강하게 살아가고 있지만, 안타깝게도 출산할 시기의 유전자는 별로 좋지 않았으리라 추측합니다. 미안하게도 딸이 그 증거입니다.

제 딸은 아토피가 무척 심했고, 알레르기 반응을 보이는 음식도 꽤 많았습니다. 여섯 살에 흔히 맹장염이라 잘못 알고 있는 충수염에 걸려 충수돌기 제거 수술을 했습니다(충수염은 충수돌기에 염증이 생기는 것을 말합니다). 어렸을 때부터 복통, 두통에 시달려 고등학교 때까지 진통제를 입에 달고 살았습니다. 한 달에 한 번, 생리를 할 때면 며칠 전부터 컨디션이 뚝 떨어지며 공부를 할 수 없을 정도의 고통에 여러

날 시달렸습니다. 다니는 학교마다 보건 선생님과 엄청 친하게 지냈다고 하니 얼마나 자주 보건실을 드나들었을지 상상이 됩니다.

건강한 유전자를 물려주지 못했고, 진정 건강한 음식을 주지도 못했으면서 내 딸은 왜 이렇게 골골거리냐고 혼자 투덜거렸던 예전의 저를 때려 주고 싶습니다. 아이의 질병에 대해 생각하기 전에 먼저 스스로에게 질문해 봅시다.

- 아이를 낳기 전에 어떤 음식을 먹었나요?
- 아이와 같이 어떤 음식을 먹나요?
- 아이에게 어떤 음식을 먹이나요?

누구나 부모로부터 유전자를 물려받습니다. 부모는 조부모로부터 물려받은 유전자를 가지고 있습니다. 우리 자녀들은 우리의 유전자를 물려받습니다. 내 자녀의 유전자는 내가 조부모와 부모로부터 물려받은 유전자의 영향을 받습니다. 그리고 그 유전자는 우리가 먹은 음식에 의해 좌우됩니다. 내가 아이에게 물려준 유전자가 최상의 유전자가 아니라고 해도 괜찮습니다. 유전자는 음식에 의해 변화되기도 하니까요. 건강한 유전자를 타고 났다고 해도 건강하지 못한 식습관으로 병을 얻기도 하고, 건강하지 못한 유전자를 받았다고 해도 건강한 식단으로 문제를 완화시킬 수 있습니다. 사소한 증상에서부터 자폐까지, 많은 질병들이 건강한 식단으로 극복되기도 합니다.

딸아이는 비록 좋은 유전자를 받진 못해 어렸을 때는 건강 적신호

였지만 스물네 살이 된 지금은 모두 청신호로 바뀌고 매우 건강한 생활을 하고 있습니다. 제가 딸과 함께 건강한 편식을 한 이후로 많은 것이 변했습니다. 딸의 PMS(premenstrual syndrome, 월경전증후군)이 사라지고 불규칙적이던 생리 주기도 정상으로 돌아왔습니다. 아토피로 성할 날이 없던 피부는 말끔하고 예쁜 피부로 탈바꿈했습니다. 음식을 먹은 후 항상 느끼던 두통이나 복통 증상도 이제는 없습니다.

엄마라면 공부가 필요합니다

여러분의 자녀들은 무엇을 어떻게 먹고 있나요? 아침으로 시리얼과 우유, 아니면 빵과 우유, 그리고 과일을 먹나요? 점심은 대부분 학교 급식을 먹겠지요? 간식은 또 무엇을 먹나요? 과일, 라면, 초콜릿, 사탕, 과자, 빵, 과일 주스, 각종 음료, 햄버거, 소시지 같은 음식을 먹고 있나요? 저녁에는 밀키트, 배달 음식, 외식은 아닌가요? 집에서 조리한다면 식용유와 설탕이 들어간 음식은 아닌가요? 혹시 이런 음식들을 자주 먹고 있나요? 각종 첨가물과 당, 탄수화물 중독에 의존하여 살고 있나요?

모르면 당합니다. 식물성 기름이 건강에 좋다, 건강하려면 채소를 꼭 먹어야 한다, 과일에는 비타민C가 많으니 과일을 많이 먹으면 건강해진다, 적색육을 많이 먹으면 혈관 막히고 암 걸린다, 하고 알고 계셨을 수 있습니다. 괜찮습니다. 지금까지 미디어에서 나오는 정보를 별다른 의심 없이 그대로 믿었다면 이제부터는 공부해야 합니다. 이 책을 읽고도 바뀌지 않는다면 그건 여러분 잘못이 맞습니다.

어렸을 때 저는 무척 예뻤다고 합니다. 동네 사진관 사장님에게 모델 제의를 받은 적도 있습니다. 가족들과 나들이라도 가면 주변에서 저를 본 사람들이 한 번씩은 다 아는 척을 하며 예쁘다고 쓰다듬어 주셨던 기억도 납니다. 그에 반해 중학교, 고등학교, 심지어 대학교 때의 저는 뚱뚱하고 자신감 없는 모습이었습니다. 스스로를 별로 매력적이지 않았던 모습으로 기억하고 있으며 그 시절에는 자존감도 낮았습니다.

현재는 나이에 비해 어려 보인다는 소리를 자주 듣습니다. 군살 없이 균형 있는 체형이 되었고, 자신감과 에너지가 넘치는 삶을 살고 있습니다. 저 또한 젊은 시절보다 현재의 제 모습을 더 좋아합니다. 여러분의 모습은 여러분이 만들어 갈 수 있으며 여러분 아이들의 모습도 음식을 통해 충분히 매력적으로 만들어 줄 수 있습니다. 이 사실을 반드시 기억하세요.

이렇게 좋아졌어요! ❶

저탄고지 식단으로 천식, 비염과 이별하다

식단으로 삶의 질이 달라진
카여사 이야기

2017년 11월, 단순히 살을 빼려고 저탄수화물 고지방 식이를 시작했습니다. 그런데 체중 감량은 물론이고 전반적인 건강 지표까지 좋아졌습니다. 저를 평생 괴롭힌 부비동염과 피부염, 남편의 담낭염과 족저근막염, 친정어머니의 비알콜성 지방간이 싹 다 나았습니다. 어른들은 몸에 안 좋다고 고탄수화물 식사와 가공식품을 안 먹으면서 아이들에게 줄 수는 없었습니다. 자연스레 아이들의 식단 개선 프로젝트 '아이들의 당을 줄이자'를 시작하게 되었습니다.

소아비만과 천식에서 벗어난 첫째

살찌는 엄마 체질을 닮은 첫째 딸은 초등학교 2학년 무렵부터 소아비만 징후가 보였습니다. 온 가족 식단이 바뀌며 첫째도 자연스럽게 가공식품과 밀가루, 설탕을 끊고 곡류 등 탄수화물 섭취를 최소화했으며 건강한 천연 동물성 지방과 고기, 채소로 식단을 꾸렸습니다. 덕분에 초등 5학년인 지금까지 정상 체중을 잘 유지하고 있습니다. 탄수화물 비율이 높은 일반식과 친구들이 먹는 간식을 똑같이 먹었다면 100퍼센트 비만의 길로 나아갔을 겁니다. 소아비만이 성인비만으로 이어지는 과정을 제가 겪었기에 소아비만이 건강은 물론이고 정서적인 면까지 부정적인 영향을 미치며 예방이 중요하다는 사실을 누구보다 잘 압니다.

병원 단골에서 탈출한 둘째

생후 한 달도 채 되지 않아 고열로 대학병원 응급실에 갔던 둘째 아들은 아기 때부터 잔병치레가 잦았습니다. 가벼운 감기 증상이 급성 폐렴과 소아 천식으로 이어져 병원 단골이 되었답니다. 생후 24개월까지의 입원 기록이 12회로 평균 2개월에 한 번씩 입원과 퇴원을 반복한 셈입니다. 외래 진료는 더 말할 것도 없지요.

둘째의 식단 프로젝트는 27개월부터 시작했습니다. 식단에서 가공식품을 제거하고, 탄수화물은 최소로, 지방은 건강한 천연 지방으로 바꿨습니다. 평소에 즐겨 먹던 사탕과 과자는 주지 않았습니다. 특히 음료수는 완전히 끊었습니다. 음식을 바꿨더니 병원에 가는 횟수가 눈에 띄게 줄었고 감기에 걸려도 자연 회복하는 힘이 생겼습니다. 천식도 완전히 나아서 마지막으로 네블라이저를 사용했던 때가 2018년도 12월입니다. 초등학교 3학년 장난꾸러기 아들은 면역력이 강해지고 천식에서 자유로워졌습니다. 더불어 시력도 잘 유지되고 충치도 생기지 않았습니다.

식단으로 달라진 가족 삶의 질

식단을 시작하기 전의 저를 되돌아보면 대사증후군과 염증 질환이 있었음에도 불구하고 관련 지식이 전무했을 정도로 건강에는 관심이 없었습니다. 하지만 식단을 시작하고 나서는 가고 싶은 데 가고, 하고 싶은 일을 하며, 항상 꿈꾸고 맘껏 사랑하고 살려면 건강을 챙기는 일이 가장 우선이라는 사실을 깨달았습니다. 그중에서도 1순위는 '무엇을 먹는가?'이죠. 저희 가족들이 건강해진 것처럼 여러분도 변할 수 있습니다. 바로 '진짜' 음식을 먹으면 됩니다. 이렇게 제가 뒤늦게 깨달은 사실을 더 많은 부모님과 아이들에게 공유하고 싶어서 유튜브와 네이버 카페에서 '아이들의 당을 줄이자(아당줄)'라는 채널을 운영하고 있습니다. '카이씬'이라는 닉네임을 쓰고 있는데 사람들은 친근하게 '카여사'라고도 부른답니다.

직접 장을 보고 요리하는 일이 많은 노력과 수고로움이 필요한 일이라는 사실은 확실합니다. 하지만 가족의 건강 변화를 눈으로 보고 나면 결코 중단할 수 없습니다. 저 역시 직장을 다니면서 식사 준비하는 일이 어려워 최대한 조리법이 간단하면서 영양 밀도가 높은 식단으로 꾸리려고 노력합니다. 집 밥을 우선순위로 놓고 생활하니 차차 익숙해지면서 나름의 노하우도 생기더군요. 각자의 상황에 맞는 지속가능한 식단을 유지하는 것이 중요하다고 생각합니다.

식물성 지방이 좋고, 콜레스테롤은 나쁘다는 잘못된 상식을 엎고 적색육과 동물성 지방에 대한 두려움을 떨쳐 내셨으면 합니다. 아이들의 식단에서 당분을 빼고 건강한 지방을 채운다면 병원에 갈 일이 줄고, 학습 능률도 오르고, 삶의 질이 수직 상승하는 마법 같은 일을 경험하실 수 있을 거라고 감히 확신합니다. 몸 튼튼, 키 쑥쑥, 뇌 똑똑 식단을 위한 식재료를 공유합니다.

쉽게 시작하는 저탄고지, 더하기와 빼기

- 버터, 소기름(탤로우), 돼지기름(라드)
- 올리브유, 아보카도유, 생들기름
- 소고기, 양고기, 돼지고기, 닭고기, 오리고기
- 달걀(방사유정란)
- 생선, 어패류
- 채소, 과일(적정량만)

−

- 식물성 기름(대두유, 카놀라유, 해바라기씨유, 포도씨유, 현미유 등)
- 가공식품(과자, 빵, 면류, 시리얼, 음료수, 간편식 등)
- 설탕
- 밀가루 음식

PART. 2

건강을 위해 따른 원칙이 거짓이라면?

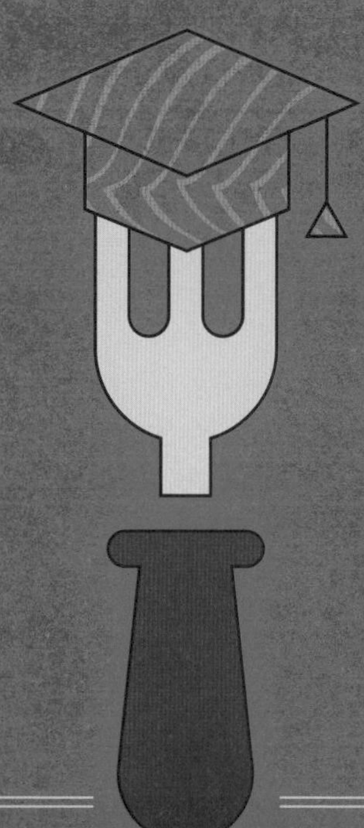

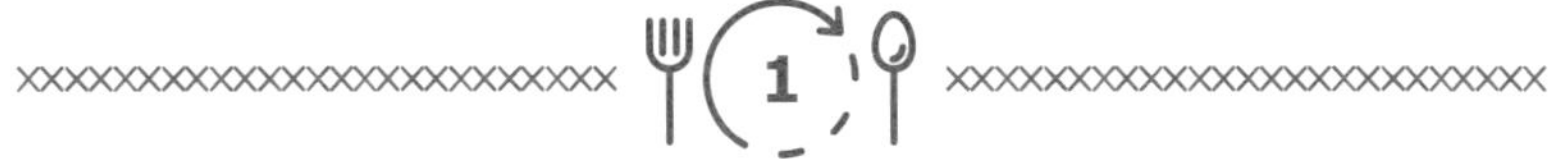

아침은 중요하니까 뭐든 먹고?

곧 여든을 바라보시는 저희 엄마는 제가 아주 어렸을 때부터 직장에 다니셨지요. 초등학교 교사였습니다. 엄마의 기상 시간은 새벽 5시. 그때는 지금처럼 학교 급식도 없었으니 아침도 준비해야 하고 중고생 세 자녀의 도시락도 싸야 했습니다. 제가 엄마가 되고 생각해 보니 그 시절 우리 엄마의 아침 시간은 상상만으로도 아찔합니다.

그 와중에 잊히지 않는 장면이 하나 있습니다. 아침밥보다는 아침잠을 택했던 고등학생을 따라다니면서 한 숟갈이라도 더 먹으라고 외치던 엄마의 모습. 그렇게 아침마다 유치원생도 아닌 중고등학생이 가방을 챙기면서, 옷을 갈아입으면서, 신발장 앞에서까지 엄마가 내미는 숟가락으로 음식을 받아먹었습니다.

성인이 되어서도 어렸을 때 배운 것은 잊지 않아서 배가 고프지 않아도 아침은 먹어야 할 것 같았습니다. 바쁘니까 간단히 우유에 시리얼을 먹고 나서거나 샌드위치를 사서 차 안에서 먹으며 출근했었습니다. 하루 종일 바쁘게 공부하고 일해야 하니 에너지가 필요하고 그 에너지의 원천은 아침밥이라고 생각했었으니까요.

아침에는 간편한 시리얼?

우리 반 아이들에게 물어보았습니다.

"오늘 아침 먹고 온 사람 손!"

25명 중 20명이 손을 번쩍 듭니다.

"빵에 잼 발라서 우유랑 먹었어요."

"저는 초코 시리얼이요."

"엄마가 아침 꼭 먹어야 된대서 배 안 고픈데 억지로 먹고 왔어요."

"선생님, 저는 아침을 먹었는데 왜 또 배가 고플까요?"

"하하하."

예나 지금이나 대한민국 부모들은 참 위대합니다. 아무리 바빠도 아이들 아침 식사는 꼭 챙겨 주려고 노력하고, 바빠서 미처 챙겨 주지 못했을 때는 죄책감을 느끼기도 합니다.

사실 '아침식사가 제일 중요하다'는 문구는 미국의 시리얼 제조사인 포스트에서 시작한 캠페인 슬로건입니다. 포스트가 캠페인 광고를 한 이후 미국 가정의 아침식사는 달걀과 베이컨에서 시리얼과 우유로 상당수 대체되었습니다. 동시에 미국의 비만 인구와 대사질환 인구도 급격하게 늘었습니다. 우리나라도 예외는 아닙니다.

시리얼 안에는 영양소가 골고루 다 들어서 다른 음식을 먹지 않아도 호랑이 힘이 난다는 광고를 보며 고민 없이 우유에 시리얼을 말아 아침으로 먹었던 시절이 저도 있습니다. 시리얼에 첨가된 액상과당과 설탕이 녹아든 우유를 마지막에 마시면 엄청 달콤하고 맛있지요.

차라리 굶는 편이 낫습니다!

미국의 소아내분비학 교수인 로버트 러스틱 박사Robert Lustig는 이렇게 말합니다.[1]

"설탕을 먹는 것은 술을 마시는 것과 다를 바 없습니다. 여러분은 아이들에게 버드와이저(맥주)를 줄 생각은 절대로 하지 않을 것입니다. 하지만 콜라는 아무 생각 없이 주지요. 맥주와 콜라는 같습니다. 설탕은 독입니다. 설탕은 중독성이 강한, 간에 치명적인 독소입니다."

최근 술을 먹지 않는 10대 청소년에게서 비알콜성 지방간 발생률이 높아지는 이유도 바로 탄수화물과 당 때문입니다(탄수화물도 당의 일종이라는 사실을 기억하셔야 합니다). 몸속에 들어온 당을 처리하는 과

1 https://thehartofhealth.com

정은 간에서 알코올을 분해하는 과정과 동일합니다. 탄수화물을 지나치게 많이 섭취하면 간에 무리가 간다는 말로 이해하시면 됩니다.

또한 단 음식을 먹으면 쉽게 배가 고파집니다. 당분을 먹으면 몸속의 혈당 수치가 급격하게 올라갑니다. 몸에 한꺼번에 당이 많이 들어오면 인슐린이 과다분비되면서 혈당이 급격하게 떨어지는데 이것을 혈당 스파이크라고 합니다. 이런 식사 패턴이 반복되거나 오래 지속되면 여러 가지 성인병에 노출될 확률이 높아집니다.

혈당은 급격하게 올라간 만큼 급격하게 떨어지면서 우리가 흔히 이야기하는 '당 떨어지는' 현상이 나타납니다. 혈당 스파이크가 오면 밥을 먹은 지 얼마 지나지 않았음에도 급속히 혈당이 떨어져서 배고픔을 더 심하게 느끼지요. 그럴 때 빨리 혈당을 올리기 위해서 단순당 위주의 무언가를 마구 먹게 되고 단순 당을 먹으니 혈당이 또 급격하게 올라가는 악순환이 일어납니다. 이런 패턴이 반복되면 비만은 물론이고 여러 가지 성인병인 대사증후군에 노출될 수 있습니다.

몸에 당이 많아지면 여러 가지 염증성 질환들도 늘어납니다. 많은 아이들이 앓는 비염이나 축농증, 아토피, 여드름도 모두 몸속에 염증이 많아 생기는 질환입니다. 뿐만 아니라 식후에 식곤증이 생겨 나른해지거나 무기력해지는 현상도 나타날 수 있기 때문에 주의가 필요합니다. 혈당 스파이크는 쉽게 말해 당뇨 환자에게서 나타나는 저혈당 증상과 비슷합니다. 신경이 예민해지기도 하고, 손발에 힘이 없거나 떨림 현상이 일어나기도 하고 식은땀이 나는 경우도 있습니다. 아침에 당 폭탄을 먹이고 공부에 집중하길 바란다면 욕심입니다.

'아침은 황제처럼, 점심은 평민처럼, 저녁은 거지처럼'이라는 말은 반은 맞고 반은 틀립니다. 아침에는 에너지를 낼 수 있는 진짜 음식을 황제처럼 먹어야 합니다. 단순히 포만감을 주고 열량이 높은 빵이나 시리얼은 황제의 음식이 아닙니다. 많이 먹는 것과 제대로 먹는 것을 혼돈해서는 안 됩니다. 공장에서 만드는 가짜 음식은 절대 안 됩니다.

무엇을 먹을지 보다 무엇을 먹지 말지가 훨씬 중요합니다. 탄수화물과 당분 범벅인 시리얼, 잼 바른 빵, 혈당 폭탄인 과일 주스는 최악의 아침식사입니다. 아침은 꼭 먹어야 하니까 뭐라도 먹여야 할까요? 어쩔 수 없이 당으로만 가득한 아침이라면 차라리 굶는 편이 낫습니다.

최고의 아침 식사 vs. 최악의 아침 식사

최고의 아침 식사	최악의 아침 식사
• 동물성 단백질 • 건강한 지방이 풍부한 음식	• 탄수화물과 당 위주의 음식
• 버터에 요리한 달걀프라이 • (삶거나 구운) 붉은 고기 • 사골미역국, 소고기무국 등	• 시리얼(오트밀 포함) • 식빵 등 각종 빵류 • 우유, 과일 주스 등 음료

2

급식은 영양만점이니 골고루, 남김없이?

"오늘 학교는 재밌었니? 급식은 잘 먹었어?"

퇴근하고 아이 얼굴을 보면 제일 먼저 묻습니다. 바쁜 아침에는 대충 먹어도 급식을 골고루 잘 먹으면 건강하리라 생각했기 때문이었습니다. 제 딸은 한 반에 한두 명 될까 말까 한, 식판 깨끗하게 비우기로 소문난 학생이었습니다.

"엄마, 오늘 급식 하나도 안 남기고 다 먹었어요! 친구들은 샐러드 쓰고 맛없다고 다 버렸어요. 난 드레싱이랑 먹으니 맛있던데."

"우리 딸 최고네. 채소도 잘 먹고 뭐든 골고루 먹으니 더 똑똑하고 건강해지겠어."

채소는 정말 다 좋을까?

학교에는 영양 교사 또는 영양사가 있습니다. 영양 교사는 식단을 짜고 급식을 관리하는 일은 물론 학생들에게 영양 교육과 식단 교육도 합니다. 올해도 어김없이 영양사 선생님은 교실에 들어오셔서 강조, 또 강조합니다.

"친구들! 채소에는 여러 가지 비타민이 많이 들어 있다는 사실 알죠? 고기만 좋아하지 말고 채소도 같이 골고루 먹어야 독감도 안 걸리고 튼튼해지고 키도 많이 큰답니다. 급식에 나오는 채소는 영양사 선생님이 영양가 풍부하고 좋은 것으로만 골라서 넣으니까 남기지 말고 다 먹어야 해요. 알겠죠?"

으아! 입이 근질거립니다. 아이들 열심히 가르치시는데 다짜고짜 앞으로 나가서 태클을 걸 수가 없습니다. "그런데요, 죄송하지만 영양사 선생님 틀렸습니다. 채소라고 다 좋지는 않습니다. 가려 먹어야 해요"라고 말하고 싶습니다. "급식에 탄수화물(당)이 너무 많습니다"라고 말하고 싶지만 올해도 실패하고 맙니다. 저는 혼자서만 너무 별나고 특이한 편식쟁이가 되어 버렸거든요.

미국 신경외과 의사 앤서니 채피Anthony Chaffee의 이야기를 들어 보시지요.[2]

2 The Hart of Health interview 내용 중 일부
https://thehartofhealth.com/are-plants-trying-to-kill-you-interview-with-dr-anthony-chaffee/

"우리가 먹는 식사에는 우리도 알지 못하는 화학 물질과 독소가 많습니다. 그중에서도 채소에서 오는 독소는 예상을 뛰어넘습니다. 방울양배추에는 136개, 흰양송이버섯에는 100개가 넘는 발암물질이 들어 있으며 우리가 마트에서 사 먹는 시금치, 케일, 상추, 샐러리, 배추, 오이, 브로콜리 등에도 최소 60개 이상의 발암물질이 들어 있습니다. 식물은 소리 없는 암살자입니다."

식물의 독소

식물도 동물과 같은 생명체입니다. 동물과 다른 점이 있다면 위험에 처해도 도망칠 수 없다는 것입니다. 도망이 불가능한 식물은 종족 보존을 위해 자신의 몸에 식물 독소(방어화학 물질, 파이토케미컬)를 저장하여 자신을 먹으려 하는 동물에 독성을 가합니다. 곤충, 포식자 등으로부터 스스로를 보호하기 위해서입니다. 우리가 지구상에 살고 있는 식물들을 모두 다 식용으로 먹을 수 없는 이유이기도 하지요(지구상에 있는 식물 중 99.9퍼센트는 인간이 먹을 수 없는 식물입니다). 동물들은 한 번 먹었다가 탈이 나면 다음에는 그 식물을 절대 먹지 않습니다. 이렇게 동물과 식물은 진화적으로 경쟁 상대로 살아 왔습니다.

국내 채식 인구(채식주의자와 채식지향자 포함)는 2008년 15만 명에서 2022년 250만 명으로 15년 전에 비해 16배 이상 상승했습니다.[3] 채식만 하면 피가 맑아지고 몸이 가벼워진다고 생각해 채식에 많은 관심이 쏟아지고 있습니다. 대세에 맞춰 이제는 학교 급식에도 채식 데이가 생겼습니다. 밀가루 대환장 파티인 분식데이와 더불어 아주 슬픈 소식입니다.

극단적인 예로 최근 미국 플로리다에 사는 나이 서른의 비건 엄마가 아기가 태어났을 때부터 채소, 과일만 먹였고, 결국 아기가 생후 18개월만에 사망한 충격적인 사건이 있습니다. 이를 다룬 기사에서 인터뷰한 의학 전문가는 요즘 유행하는 채식이 아이 건강을 해칠 수 있으며 신경계에 영구적 장애를 초래할 수 있다고 말합니다. 생선, 유제품 없는 채식은 건강에 악영향을 주며 최악의 경우 사망에 이르게 할 수도 있다고 경고합니다.

그러면 '고기 먹으면서 채소 많이 먹으면 좋은 거 아닌가?'라고 생각하실 수도 있습니다. 하지만 이 역시 정답은 아닙니다. 채소는 독이니 아예 채소를 먹지 말라는 거냐, 채소에 풍부하게 들어 있다고 하는 각종 비타민과 미네랄은 어디에서 얻냐, 하는 여러분의 아우성이 들립니다. 비교적 안전한 채소로 익혀 드시고 발효해 드시면 됩니다. 우리 선조들이 그랬던 것처럼 말입니다. 비타민과 미네랄은 사실 채소

---

3 2022년 기준 한국채식연합이 자체 설문조사와 관련 데이터를 바탕으로 추정한 수치로, 정식 통계 자료는 아니다.
출처: https://www.vege.or.kr/qna.html?mode=read&idx=69159&db_name=a_6&kwd=250%B8%B8&page=1&page_list=1

보다 육류에 더 많습니다. 채소에는 항영양소가 있어서 영양소가 몸으로 흡수되는 것을 방해하기도 합니다. 육류에 들어 있는 영양소가 체내흡수율도 더 높습니다. 자세한 내용은 PART 4의 '건강식 대신 건편식 ⑥'에서 보실 수 있습니다.

급식, 어떻게 먹어야 할까?

저는 3년 전부터 학교 급식을 먹지 않습니다. 그러나 아이들에게 급식을 먹지 않고 점심을 굶으라고 할 수는 없는 노릇입니다. 한창 자라야 할 성장기 어린이들인데 말이죠. 점심 식사로 부모님의 영양 가득한 수제 도시락을 추천하고 싶지만 바쁜 엄마들에게 도시락은 무리라는 것을 저 또한 알고 있으니 일단은 차선책을 제시합니다.

다만 엄마들이 공부를 해야 합니다. 일반적인 상식과는 조금 달라서 혼동이 올 수는 있으니 현명하게 대처하셔야 합니다. 단순히 이건 먹어라, 저건 먹지 마라 하면 아이들은 잔소리로 받아들이고 반감을 가지게 됩니다. 어떤 음식이 왜 좋지 않은지 가르쳐 주세요. 아이들은 새로운 정보를 의외로 잘 받아들입니다.

점심시간에 아이들을 관찰하며 그나마 다행이라고 생각한 한 가지는 아이들 대부분 생채소를 먹지 않고 버린다는 사실입니다. 동물들이 독성이 있는 채소를 먹고 고통을 느낀 후 다시는 같은 실수를 하지 않는 것처럼 채소를 먹지 않는 아이들은 이전에 채소를 먹고 배가 아팠던 경험을 했을 수도 있습니다.

학교 급식에 나오는 당 범벅 디저트, 독성이 있으며 어린이의 위장이 감당하기 어려운 생채소만이라도 조심시켜 주세요. 그것만 해도 일단 점심은 성공입니다. 나머지 영양은 저녁 식사 때 채워 주면 됩니다.

지금 생각해 보면 딸에게 많이 미안합니다. 식단을 공부하기 전에는 저도 골고루 먹고 채소를 많이 먹으면 건강해지는 줄 알았습니다. 어른들이 시키는 대로 골고루 잘 먹어 주던 딸은 맨날 아토피에 시달리고 밥만 먹고 나면 "배 아프다, 머리 아프다" 했는데 그게 음식 때문

급식, 건강하게 편식하기

먹지 말아야 할 음식		소량만 먹을 음식	많이 먹어도 되는 음식
• 디저트류 (당분)	• 케이크 • 마카롱 • 우유 • 과일 주스 • 요거트 • 고구마 맛탕	• 밥 • 과일 • 나물 반찬 • 가공육류 (소시지, 햄)	• 고기 • 생선 • 해산물 • 고깃국 등 국 종류 • 달걀 반찬
• 생채소	• 드레싱 뿌린 샐러드		

급식 메뉴를 미리 살펴보고 먹을만한 적당한 메뉴가 없다고 생각되면 고기 반찬이나 고깃국, 버터를 도시락으로 넣어 주시는 것도 좋은 방법이 될 수 있습니다.

이라고는 생각하지 못했습니다. 아이가 건강하게 자라도록 먹이고 어떤 게 좋은 음식인지 가르치는 것이 장기적으로 봤을 때 비싼 돈 들여 학원 보내는 일보다 100배는 더 중요하다는 사실을 많은 엄마들이 하루 빨리 알았으면 합니다. 우리 아이가 먹고 소화시키는 음식이 바로 우리 아이를 만듭니다. 나쁜 음식을 먹으면 아픈 것이 당연합니다. 좋은 음식을 많이 먹고 건강해야 마지막까지 힘내서 공부할 수 있고, 미래에 하고 싶은 일을 할 수 있습니다.

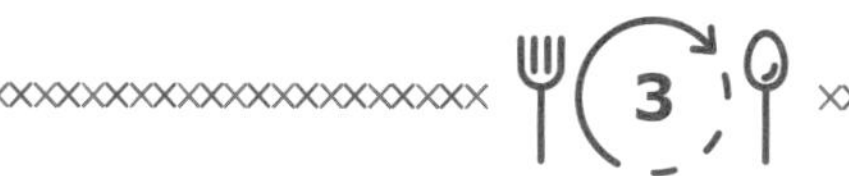

학원 가기 전에 간식 챙겨 먹기?

띠띠 띠띠띠.

"엄마, 학교 다녀왔습니다. 배고파요!"

"식탁 위에 빵 있어. 우유랑 먹어. 과일도 깎아 줄까?"

혹시 익숙한 대화인가요?

"아, 당 떨어졌어. 학원 가기 전에 편의점 들르자."

"그래 좋아. 뭐 먹을까?"

"급식 조금만 먹었더니 배고파. 삼각김밥이랑 컵라면 먹을래."

"난 배 안 고픈데 그냥 아이스크림이나 먹어야겠다."

"난 졸려. 에너지드링크 먹고 정신 차려야겠어."

"야, 건강한 거 먹어야지. 제로콜라에는 설탕 안 들었대. 난 제로콜라랑 단백질바!"

혹시 당신 아이들의 모습인가요?

요즘 그런 거 안 먹는 사람이 어디 있냐고, 다들 그런 거 먹으면서도 잘 산다고 생각하신다면 우리 아이가 비만이 되거나 아토피, 천식, 비염 등 각종 소소한 질환들을 겪으며 병원을 문지방이 닳도록 드나드는 것도 당연한 일이니 슬퍼하거나 한탄하시면 안 됩니다. 과잉행동을 하거나 우울증으로 정신과 상담을 받는 일이 생길 수도 있습니다. 성인이 되어서 대사질환을 기본으로 장착하고 죽을 때까지 약을 먹어야 한다고 해도 억울해 하시면 안 됩니다. 운동은 하나도 안 하면서 근육 부자는 되고 싶고 공부는 하나도 안 하면서 1등 하기를 바라는 도둑놈 심보와 다를 바 없으니까요.

"식습관이 학습을 통해 뿌리를 내린다는 사실을 모르면, 현재 우리의 식습관이 봉착한 위기의 본질을 제대로 이해할 수 없다. 전문가들이 자주 지적하는 것처럼, 최근 수십 년 사이에 현대인의 식습관은 집단적으로 아주 잘못된 길로 들어섰다. 2010년, 전 세계의 사망 및 질병 발생 건수 중 약 10퍼센트는 그 원인이 부실한 식사와 신체 활동 부족에 있는 것으로 밝혀졌는데, 이것은 흡연과 실내 공기 오염을 능가하는 수치이다. 부유한 나라들에서는 전체 인구 중 약3분의 2가 과체중이거나 비만인데, 나머지 나라들도 빠르게 그 뒤를 따라오고 있다. 이런 통계 수치는 식품회사들이 홍보하는 식품들 앞에서 우리가 너무나도 무력하다는 교훈을 준다."

—비 윌슨, 『식습관의 인문학』 중에서

자주 먹는 단것은 독이 될 수 있다

단 음식을 자주 먹으면 당분이 혈액으로 흡수되어 혈당 수치가 빠르게 증가합니다. 혈당이 급격하게 증가하면 혈당 조절을 위해 인슐린도 급격하게 증가합니다. 일시적으로 에너지 수준이 높아질 수 있으나 급격하게 높아진 혈당은 급격하게 하락하면서 혈당스파이크가 생깁니다. 장기간에 걸쳐, 또는 너무 자주 단 음식을 많이 섭취하면 우리 몸의 인슐린이 더 이상 기능을 하지 못하는 인슐린 저항 상태가 됩니다. 인슐린 저항은 많은 질병의 원인이 되며 사실상 비만, 당뇨 등의 질환 위험을 높입니다.

면역력을 유지하기 위해서는 설탕 줄이기, 사실은 끊는 일이 매우 중요합니다. 우리 아이들이 좋아하는 단맛을 내는 설탕은 온갖 박테리아, 바이러스, 곰팡이, 기생충의 먹이가 됩니다. 그것들이 몸 안에 생존하기 좋은 환경을 우리가 앞장서서 만들어 주어서는 안 됩니다.

설탕이 몸에 안 좋다는 사실이 널리 알려지니 각종 식품 회사에서 '제로'라는 이름을 달고 수많은 제품을 세상에 내보냅니다. 단맛은 나지만 설탕 0그램이라고요? 저칼로리 또는 무칼로리라서 살이 안 찐다고요?

아스파탐, 슈크랄로스, 사카린 등 인공 감미료는 몸을 속입니다. 분명 단것이 몸속에 들어왔는데 칼로리가 없으니 우리 몸은 이상하게 생각합니다. 단맛을 마중 나온 인슐린은 몸속에서 방황하며 찾지 못한 단것의 갈망을 키우고 결국 더 많이 먹게 만듭니다. 이는 비만의 원인이 됩니다. 인공감미료는 뇌신경을 파괴하는 독성물질이라는 점에서도 절대 가볍게 봐서는 안 됩니다.

미국의 신경외과 의사인 러셀 블레이록Russell Blaylock 박사는 아스파탐을 '흥분 독소'로 명명했습니다. 아스파탐이 몸속에 들어오면 다른 아미노산의 균형이 깨져 독소로 작용, 신경세포를 흥분시켜 불안, 우울증, 두통, 발작, 떨림 등의 신경학적 문제를 발생시킨다고 합니다. 특히 한 살 이하의 어린 아기나 태아는 뇌관문이 아직 다 형성되지 않아 흥분 독소가 더 쉽게 흡수될 수 있습니다. 임신 중이거나 모유 수유하는 엄마가 과다하게 섭취하면 아기의 뇌신경에 영향을 미칠 수 있음을 명심해야 합니다.

탄산음료, 스포츠음료, 껌, 아이스크림, 요구르트, 어린이 비타민, 시리얼, 무설탕 캔디, 각종 어린이 시럽(물약) 등에 들어 있는 성분이므로 아주 적은 양이라도 아이에게 먹이게 될 때에는 신중에 또 신중을 기해야 합니다.

가공식품을 먹을 때에는 반드시 재료명을 보세요. 영양성분표보다 중요한 것이 원재료명입니다. 원재료명에 알지 못하는 긴 이름의 물질이 들어 있다면 그것은 우리의 입속이 아니라 쓰레기통에 넣어야 할 제품입니다.

건강한 간식

간식은 필수가 아닙니다. 매 끼니를 제대로 먹는다면 말입니다. 아이가 간식을 꼭 먹어야 한다면 탄수화물과 설탕, 첨가물 범벅 간식이 아닌 단백질과 건강한 지방이 들어 있는 간식을 주어야 합니다. 이미 속세의 음식과 가공식품에 길들여진 아이의 식성을 바꾸거나 간식을 끊어 내는 일이 쉽지 않다는 사실을 알고 있습니다. 하지만 간식이니 가볍게 생각하고 길들여진 입맛을 바꾸길 포기한다면 아이들의 건강과 미래를 포기하는 일과 다름없다는 사실을 기억하셔야 합니다. 부모님의 제대로 된 건강가이드와 약간의 수고스러움이 동반된다면 우리 아이들은 누구보다 예쁘고 건강하고 총명하게 자라날 수 있습니다. 그것이 다른 어떤 교육보다 아이들의 미래에 긍정적인 영향을 미칠 것임을 확신합니다.

건강한 간식 vs. 독이 되는 간식, 더하기와 빼기

- 삶은 달걀과 소금
- 비살균 치즈와 버터
- 육포(성분 확인 필수)와 버터
- 당근 스틱과 크림치즈
- 수제 코코넛 요거트
- 사골국과 동물성 크림으로 끓인 크림수프
- 육전
- 제철 과일 소량

- 각종 음료(탄산음료, 과일 주스 포함)
- 단백질바, 에너지바
- 햄버거, 치킨
- 시리얼과 우유
- 빵, 라면
- 과자, 젤리
- 쿠키, 초콜릿, 케이크 등 디저트와 우유

저녁 한 끼는 힘들어도 건강한 집 밥으로?

지친 몸을 이끌고 퇴근합니다. 마냥 쉬고 싶지만, 빤히 쳐다보며 "오늘 저녁은 뭐예요?" 묻는 아이들의 얼굴을 보면서 힘을 내 봅니다.

'오늘은 뭘 해 먹지? 귀찮은데 시켜 먹을까? 밀키트? 사 먹을까? 아니야. 애들 한창 자랄 때인데 간식도 제대로 못 챙겨 줬잖아. 저녁은 제대로 차려 줘야지.'

냉장고에 뭐가 있나 살펴보면, 양념 소불고기 밀키트가 있고 반찬 가게에서 산 시금치나물이랑 멸치볶음이 남아 있습니다. 달걀프라이도 1인당 하나씩 부치고, 두부도 부치고, 남편이 좋아하는 된장찌개도 두부를 많이 넣어서 끓이기로 합니다.

저녁 6시 반, 식사 준비를 시작합니다. 일단 오곡이 섞인 잡곡을 현미와 섞어 전기압력밥솥에 안칩니다. 밥이 되는 동안 뚝배기에 코인 육수를 넣고 국물을 우려낸 후 몇 가지 채소를 넣어 보글보글 끓입니다. 집에 있는 채소와 두부 한 모 썰어 넣고 된장, 마늘, 청양고추로 마무리하면 된장찌개도 완성. 찌개가 끓는 동안 깊은 팬에 식용유를 두르고 소불고기를 볶습니다. 프라이팬에 카놀라유 두르고 두부와 달걀프라이까지 하면 요리는 끝. 냉장고에 있는 시금치나물, 깍두기와 조미김을 꺼내 놓으니 이건 뭐 한 상 가득입니다.

'아, 건강한 집 밥, 뿌듯해!'

그런데 정말 건강한 집 밥일까요?

현미잡곡밥, 통곡물의 함정

통곡물은 말 그대로 껍질을 다 벗겨 내지 않고 수확한 그대로, 혹은 일부 남긴 채 사용하는 식물의 씨앗입니다. 껍질에 영양분이 많다고 현미를 선호하지만 득보다 실이 더 많음을 알아야 합니다. 우리 아이들의 장은 통곡물과 잡곡을 제대로 소화하기에는 무리가 있습니다. 어른 중에도 장이 좋지 않은 사람은 정제되지 않은 곡물이 부담입니다. 식물은 자기 방어 수단과 종족 보존의 수단으로 씨앗에 독소를 심어 놓는데 대부분 껍질에 독소가 들어 있습니다. 게다가 씨앗의 껍질에는 영양소 흡수를 막는 피트산이 포함되어 있습니다. 통곡물의 다른 항영양소에는 소화를 억제하고 췌장에 스트레스를 줄 수 있는 효소 억제제도 들어 있습니다.

곡물에 든 영양소를 섭취하려 잡곡이나 현미를 주식으로 삼으면 아이들의 장벽이 무너지는 것은 순식간입니다. 잡곡이나 현미 등 통곡물은 충분한 전처리(곡물을 물에 담그거나 싹을 틔우거나 발효시키는 방법)를 한 후 소량만 먹이는 것이 좋습니다. 아이나 위가 약한 노인에게는 백미가 낫습니다. 영양은 고기로 채워 주어도 충분합니다. 백미는 우리에게 충분한 영양을 주지 못하지만 연약한 장벽에 해를 끼치지는 않으니까요.

소불고기, 고기의 본질을 흐리는 양념

고기는 죄가 없습니다. 단, 고기에 있는 단백질과 지질이 당과 같은 편이 되면(당이 단백질이나 지질에 들러붙으면) 고기 본래의 건강한 단백질과 지질이 변형을 일으킵니다. 당독소가 되어 원래 우리 몸속에서 해야 하는 좋은 기능을 잃어버리며 염증을 일으키고 몸을 손상시키는 거죠. 이렇게 생긴 염증과 산화 손상이 사소한 질병부터 심각한 질병의 원인이 됩니다.

당독소(최종당화산물, AGEs: Advanced Glycation Endproducts)는 당과 단백질을 고온에 함께 조리할 때 가장 잘 만들어집니다. 양념고기를 불에 굽거나 돈까스나 치킨, 탕수육, 핫도그 등 고기류에 밀가루를 입혀 고온에 튀기면 AGEs가 만들어지는 최상의 조건이 됩니다.

아무리 집 밥이라도 냉동 돈가스나 가공식품을 조리해 주거나, 양조간장과 설탕, 물엿으로 양념한 음식을 만들어 주면 아이들에게 당독소 덩어리를 주는 셈입니다. 고기 요리는 당분 없이 조리하는 것이 고기의 이점을 그대로 살릴 수 있는 방법입니다. 고기 뿐 아니라 나물 양념, 샐러드드레싱 등에 당을 추가하거나 곡물 탄수화물을 과다 섭취하면 혈당을 올리고, 지속적이고 잦은 혈당 스파이크는 인슐린 저항성을 불러와 크고 작은 병을 일으키는 시작이 됩니다.

식물성 기름의 배신

달걀프라이와 불고기에 식물성 기름을 쓴다고요? 콜레스테롤을 높이는 주범으로 불리는, 그래서 심장 질환의 위험성을 높인다고 철석같이 믿고 있는 동물성 기름이 식물성 기름보다 백배 천배 건강한 기름이라면, 믿기 힘들겠지만 사실입니다. 공장에서 생산되는 식물성 기름은 씨앗에서 억지로 기름을 짜 내기 위해 고온, 고압으로 처리하고 갖가지 유해한 성분들을 첨가합니다. 우리 몸에 독이나 다름없습니다.

많은 가정에서 요리할 때 쓰는 식용유가 우리 몸에 염증을 일으키는 주범이며, 우리 건강에 악영향을 미치는 가장 큰 원인 중 하나라는 사실은 이제 많은 사람들이 알고 있습니다. 우리 식탁에서 식용유(카놀라유, 현미유, 해바라기씨유 , 포도씨유 등)만 빼도 우리가 겪고 있는 많은 종류의 건강 적신호가 사라질 수 있습니다. 건강을 위해 식탁에서 가장 먼저 없애야 할 식재료가 바로 식용유입니다. 자세한 내용은 'PART 4'에 더 담았습니다.

두부, 발효되지 않은 콩의 독성

동양에서는 오래전부터 콩을 발효시킨 음식을 먹어 왔습니다. 우리나라의 된장과 청국장, 일본의 낫또, 인도네시아의 템페가 대표적인 전통 콩 발효 식품입니다. 최근에는 채식이 유행하면서 콩으로 만든 인공육도 많이 나옵니다.

콩은 대표적인 식물성 단백질 식품입니다. 단백질의 중요성이 점점 부각되는 동시에 여러 가지 이유로 적색육을 꺼리는 사람들도 많아지면서 콩은 대체 식품으로 각광받는 식재료입니다. 하지만 콩이 가진 여러 독성을 인지한다면 콩은 '영양가가 풍부하고 간편하게 요리할 수 있는 슈퍼푸드'라는 인식이 깨질 것입니다.

더군다나 두유나 콩 분유는 건강한 음식의 가면을 쓴 가공식품입니다. 재료가 아무리 좋다고 한들 첨가물이 든 가공식품이 좋을 리 없습니다. 게다가 콩이 인간의 정상적인 호르몬 유지를 방해한다는 사실을 알면 절대 아이들에게 함부로 콩이나 콩으로 만든 가공식품을 먹일 수 없게 됩니다. 콩의 독성에 대한 자세한 내용은 'PART 3'에서 더 자세하게 확인하실 수 있습니다.

시금치와 두부, 뽀빠이가 말해 주는 잘못된 진실

시금치는 비타민과 철분이 많은 채소로 잘 알려져 있습니다. 어릴 때 본 만화영화에서 시금치를 좋아하는 뽀빠이는 올리브가 "도와줘요, 뽀빠이!"를 외칠 때마다 근육질의 멋진 몸을 자랑하며 올리브를 위기에서 구해 주었습니다. 그런 만화를 보고 자란 어른들의 인식 속에 시금치는 언제고 식단에 꼭 올려야 하는 채소 중의 하나로 자리매김했습니다. 하지만 시금치는 몬테크리스토 백작처럼 두 얼굴을 가진 채소입니다.

시금치에는 비타민과 철분이 있지만 고기에 있는 철분만큼 우리 몸에 잘 흡수되지 않으며 결정적으로 우리 몸속에 시금치에 들어 있는 다량의 옥살산이 쌓이면 치명적인 질병을 일으키기도 합니다. 신장결석, 섬유근육통, 갑상선 질환, 관절염, 심지어는 자폐 스펙트럼 장애와도 관련 있다는 연구논문이 있습니다. 옥살산이 전혀 없는 음식만을 먹고 살기는 사실상 어렵습니다. 하지만 옥살산이 과다하게 든 음식은 피하는 편이 좋습니다. 가장 대표적인 고옥살산 식품이 시금치와 콩으로 만든 음식입니다.

옥살산은 매우 안정적인 구조를 이뤄 어떤 식으로 요리를 해도 파괴되지 않습니다. 삶거나 찐 뒤 우러나온 물을 버리고 요리를 한다면 옥살산의 양이 조금 줄어들지만 완전히 없어지지는 않습니다. 채식을 시작한 사람이 콩을 주재료로 한 식품(두부, 콩 고기 등)과 시금치 샐러드를 다량으로 섭취했다가 신장 기능을 상실하기도 했다는 사례를 보면 옥살산의 위험은 생각하는 이상으로 엄청나다는 사실을 알 수 있습니다. 오랫동안 인류는 사시사철, 많은 양의 채소를 먹지는 않았습니다. 콩 식품이든, 시금치든 가끔씩, 소량만 먹는 것이 현명합니다.

집 밥이라고 하더라도 식재료를 어떻게 처리해서, 어떤 양념을 사용하느냐에 따라 건강한 집 밥이 될지, 가공식품과 크게 다르지 않을지가 결정됩니다. 어떤 집 밥을 드시겠습니까?

한식 집 밥을 위해 준비할 양념, 더하기와 빼기

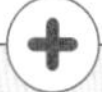

- 소금
- 전통 방식의 된장, 어간장
- 액젓(멸치액젓, 까나리액젓, 참치액젓 등)
- 씨를 제거한 고춧가루 소량
- 저온 압착 들기름 또는 참기름 소량
- 동물성 지방(버터, 소 기름 탤로우, 돼지 기름 라드, 오리 기름 덕팻 등)
- 소량의 꿀(후첨)

−

- 설탕, 올리고당
- 시판 된장, 시판 간장
- 액젓이 아닌 멸치액, 참치액 등(첨가물 있음)
- 일반 참기름과 들기름
- 식물성 지방(씨앗에서 화학적으로 짠 기름)

이렇게 좋아졌어요! ❷

병원에서도 못 고친 통증, 편식과 함께 사라지다

식단으로 자가면역질환을 고친
국제고 민주 학생 이야기

고등학생 때 엄마에게 가장 자주 들었던 말을 기억하시나요? 저는 "또 아파?"였습니다. 엄마는 기억을 잘 못 하시더라고요. 아마 그때는 공부하기 힘들고 스트레스 받아서 아팠다고 생각하셨던 것 같습니다. 지금은 웃으며 얘기할 수 있지만 그때는 그 말이 너무 싫었습니다. 진짜 아픈데 마치 제가 꾀병을 부린다고 생각하시는 것 같다고 느꼈습니다.

특목고에 입학한 고등학생 시절부터 저는 기숙사 생활을 했습니다. 매번 학교에서 급식을 먹고 나면 머리가 아프고 배가 아팠습니다. 어지러움을 느끼거나 눈가가 심하게 떨리는 일도 잦았습니다. 주요 과목 시간에는 아픈 걸 꾹 참고 수업을 들었지만 예체능 시간에는 보건실에 가기 일쑤였습니다. 보건실에서 두통약과 위장약, 진통제를 받아먹고 견디거나 한 시간 정도 보건실에서 누워 있다가 다시 수업에 복귀했지만, 잠시뿐이었습니다. 3년 내내 최악의 컨디션에서 고군분투하며 공부하는 나날이었습니다.

최악의 컨디션으로 본 수능,
그 뒤의 변화

최악은 수능 당일이었습니다. 학교에서 아침 급식을 먹고 응원 간식을 들고 시험장에 들어갔는데 1교시 국어 시간부터 배가 너무 아파서 견딜 수가 없었습니다. 도저히 시험을 볼 수 없는 상황이 될 수도 있겠다는 위기감을 느꼈습니다. 1교시 내내 아픈 배를 부여잡고 시험을 보면서 수많은 생각을 했습니다.

'119를 불러 달라고 할까? 119를 불러서 병원에 실려 가면 나의 지난 3년은 물거품이 되는 건가? 죽어도 여기서 죽어야 할까? 부모님이 얼마나 실망하실까?'

특유의 미련함으로 참고 또 참으며 어떻게든 마지막까지 시험장을 지켰지만 수능 점수는 불 보듯 뻔했습니다. 최악의 점수였습니다. 모의고사 점수와 비교해도 차이가 컸고, 3년 내내 단 한 번도 1등급을 놓치지 않았던 영어마저 2등급이 나왔습니다. 선생님도, 부모님도 애써 실망을 감추려는 눈빛이었습니다. 크게 내색은 안 하셨지만 결과에 의아해하셨습니다.

결국 갈 곳은 재수 학원 하나였습니다. 인천에서 서울로 통학하며 재수 생활을 했습니다. 아픈 몸으로 재수를 한들 무슨 의미가 있을까 생각했지만 별다른 대안이 없었습니다. 증상은 참기 힘들었지만 딱히 병이 있는 것도 아니니 그냥 또 이렇게 견디는 수밖에 없지, 하며 다음에는 수능 당일만이라도 괜찮길 바라는 마음뿐이었습니다.

고등학교 생활 3년 동안 주중에는 기숙사, 주말에는 집 근처 스터디카페에서 생활하다 보니 사실 부모님과 뾰족한 대화를 나눌 만한 시간이 없었습니다. 수능이 끝난 뒤 부모님과 대화를 나누면서야 부모님은 제 건강 상태의 심각성을 깨닫게 되셨습니다. 하루도 아프지 않은 날이 없었다는 사실을 알게 되었지요. 워낙 참는 게 일상이다 보니 지나치게 참아 온 제 잘못이기도 합니다.

편식으로 다시 찾은 건강

그래도 저는 운이 좋은 사람입니다. 엄마는 저탄고지 식단을 쭉 해 오셨거든요. 재수 생활을 시작한 뒤 직장생활로 바쁜 와중에도 엄마는 저를 위해 도시락을 준비하셨습니다. 보온 도시락통에 1년 내내 점심, 저녁 두 끼를 싸 주셨습니다. 엄마 말씀을 따라 과자와 초콜릿 등 가공식품을 모두 끊었습니다. 신기하게도 한 달 만에 두통과 복통이 사라졌습니다. 한 달에 한 번씩 무시무시하게 저를 괴롭히던 생리통에서도 벗어났습니다. 덤으로 매일 긁어 피딱지가 생기고 코끼리 가죽처럼 거칠었던 팔꿈치 안쪽 오금이 믿을 수 없을 만큼 깨끗해졌습니다. 더 이상 가렵지 않았습니다. 아토피도 사라진 것입니다. 이 모두가 4주 만에, 식단으로 생긴 변화라니 무척 놀라웠습니다. 그래서 더 열심히 식단을 지속할 수밖에 없었습니다.

과거의 저는 기숙사에서 세 끼를 모두 학교 급식으로 먹었습니다. 쉬는 시간과 야간 자율학습 시간에는 주전부리도 심했습니다. 초콜릿과 과자 같은 가공식품으로요. 먹고 나면 항상 배가 아팠지만 그냥 위장이 안 좋아서 뭘 먹으면 배가 아픈 줄 알았습니다. 그렇다고 안 먹을 수는 없다 생각했고 아프면 좀 굶고 괜찮으면 먹는 악순환을 반복했죠.

저에게 치명적인 음식을 먹고 있는 줄도 모르고 나는 타고난 유전자가 형편없고 저질 체력이라 생각했습니다. 지금은 생각이 다릅니다. 먹는 음식이 몸 상태를 좌우한다는 사실을 압니다. 예전의 저와 지금의 제가 다른 것은 무엇을 먹어야 건강한지, 먹지 말아야 하는 음식이 무엇인지를 알고 있다는 부분입니다.

요즘에는 가끔 친구들을 만날 때 외식을 하거나 술을 조금 먹기도 합니다. 하지만 식당에서는 최선을 다해 차악을 선택합니다. 가능하면 양념이 되지 않은 고기류나 국밥류를 먹고 불가피할 경우 몸에 좋지 않은 성분이 많이 들어간 음식은 피해서 먹습니다.

집에서 혼자 음식을 해 먹을 때에도 좋은 재료들로 요리를 하고, 고기를 많이 먹으려고 합니다. 가공식품은 거의 먹지 않습니다. 가공식품에 들어 있는 엄청난 첨가물들이 제 장 건강을 망치고 있다는 사실을 알기 때문입니다. 이제 조금씩 외부 음식을 먹더라도 예전처럼 컨디션이 심각하게 나빠지지는 않습니다. 어쩌다 한 끼 조금 부족하게 먹더라도 금방 원래의 건강한 식단으로 돌아오는 신체적 회복탄력성을 지녔다고 할까요?

저는 지금 가공식품을 빼고 고기를 주식으로 하는 저탄수화물 식사를 유지하고 있습니다. 앞으로도 쭉 계속할 생각입니다. 지금처럼 좋은 건강 상태와 컨디션을 유지할 수 있다면 안 할 이유가 없으니까요.

건강을 되찾게 만들어 준 엄마의 건강한 편식 메뉴

건강한 도시락 메뉴	추천 간식과 음료
• 미역보다 고기가 많은 미역국 • 무보다 고기가 많은 소고기뭇국 • 당면 없는 갈비탕 • 밥 없는 돼지국밥(돼지내장, 수육 잔뜩) • 닭백숙에 닭죽 조금 • 김치보다 고기가 많은 김치찌개 • 채소보다 고기가 훨씬 많은 큐브스테이크 • 샐러드에 올리브유 듬뿍 발사믹 드레싱 • 수제 햄버그스테이크에 핫소스 • 버섯 소불고기(설탕 없이 양념) • 차돌숙주볶음 • 파프리카, 양파가 조금 든 소고기 찹스테이크 • 소 다짐육이 듬뿍 들어간 라구소스와 삶은 달걀 • 코코넛크림 수제 카레 • 돼지고기 수육과 찐 양배추 쌈 • 밥보다 삼겹살이 더 많은 삼겹살 김치볶음밥과 달걀프라이 • 밥 없는 김밥(달걀, 당근, 소고기, 우엉)	• 치즈와 버터 • 호두와 마카다미아 • 무가당 코코넛칩 • 삶은 달걀, 구운 달걀 • 코코넛워터 • 탄산수 • 우엉차

PART. 3

지금 우리 아이에게 필요한 진짜 음식

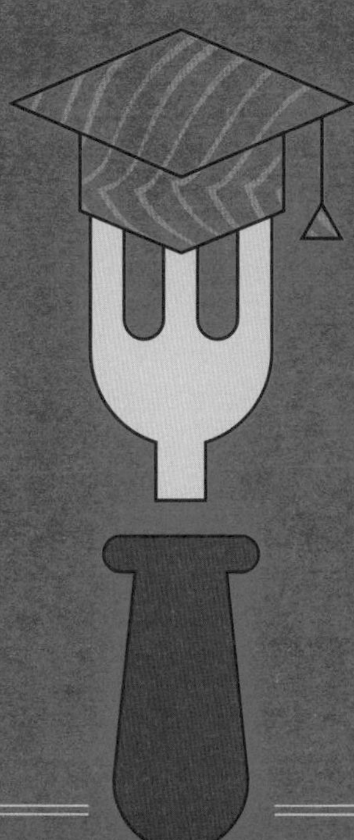

성장

식탁에서 콩을 치워라

> 모든 시대에는 시정해야 할 새로운 오류와 저항해야 할 새로운 편견이 존재한다.
>
> -사무엘 존슨

오늘 여러분의 식탁에는 콩이 들어간 음식이 얼마나 올라가 있나요? 건강에 좋은 음료라며 아이들에게 간식으로 두유를 먹이고 있지는 않나요? 콩은 슈퍼푸드로 고기를 대신할 수 있는 단백질 공급원이 될 수 있을까요? 이번 글에서는 콩의 진짜 모습에 대해 이야기하려 합니다.

수천 년 전, 콩은 먹어서는 안 되는 식물이었습니다. 콩이 처음 식품으로 활용되기 시작한 때는 중국 주왕조 말기(기원전 1134~246년) 입니다. 그때도 문헌을 보면 콩 자체가 아닌 발효시켜 간장으로 먹었음을 확인할 수 있습니다. 아시아에서는 콩을 발효시켜 템페, 낫토, 타마리와 같은 음식을 만드는 법을 배운 후 콩을 식품으로 사용했으며 우리나라도 콩을 발효시킨 된장, 청국장을 활용해 음식을 만들어 먹었습니다. 게다가 발효시킨 콩을 사용한 식재료를 지금처럼 대량으로 사용하지는 않았으며 동물성 식품을 대체하기 위한 수단으로 섭취하지도 않았습니다.

게다가 현대의 콩 식품은 전통적으로 발효 콩 식품과는 전혀 다른 식품이라고 보아도 무방합니다. 지금 사람들이 섭취하는 콩 식품은 콩의 독소를 중화시키는 발효를 거치지 않았으며 단백질을 변성시키고 발암 물질 수치를 높이는 방식을 이용한 가공식품이 대부분입니다. 건강에 좋다며 마트에서 우유 대신 구입하는 콩 제품에 엄청난 종류의 첨가물이 들었음은 두말할 필요도 없습니다.

콩을 건강한 음식으로 알고 있다면

저는 엄마에게 콩이 건강한 음식이라고 배웠습니다. 콩은 밭에서 나는 소고기라고 말씀하셨지요(예전부터 소고기는 건강한 음식이었나 봅니다). 그래서 결혼 후 마트에서 장 볼 때 두부를 빠뜨린 적이 거의 없었던 걸로 기억합니다. 달걀과 두부만큼 간편한 식재료를 찾기 힘들기도 했고 간편하게 해 먹을 수 있는데 단백질도 풍부하다고 하니 일석이조라고 생각했거든요. 두부부침, 두부조림, 마파두부덮밥, 순두부찌개, 연두부, 두부 넣은 된장찌개 등 온갖 방법으로 두부 요리를 식탁에 올렸습니다. 여름엔 콩물을 만들어 콩국수를 해서 먹는 수고도 마다하지 않았습니다. 우유는 살균 과정에서 단백질이 변성되어 좋지 않다고 하고 과일 주스는 당분이 너무 많아 몸에 좋지 않다고 하니 음료 대용으로 첨가물이 최대한 적게 든 무가당 두유와 아몬드 우유를 박스로 구비해 놓고 먹기도 했습니다. 콩에 대한 진실을 더 빨리 알았다면 절대 그렇게 하지 않았을 텐데 말입니다.

단언컨대 콩(대두)은 사람이 먹는 씨앗 중 가장 위험한 식품입니다. 식물은 동물과는 달리 포식자에 대항하여 도망칠 수 있는 다리가 없기 때문에 (뿌리가 땅에 박혀 있어 방어기제가 없음) 방어기제를 독의 형태로 씨앗에 농축해서 가지고 있습니다. 씨앗 중 독소를 가장 많이 가지고 있는 것이 콩입니다.

콩이 가지고 있는 독소 중 가장 대표적인 것이 이소플라본입니다. 이소플라본은 파이토에스트로겐을 다량 함유하고 있습니다. 파이토에스트로겐은 여성호르몬 중 하나인 에스트로겐과 비슷하게 작용, 갱년기를 맞이한 여성에게는 도움이 될 수도 있는 성분입니다. 하지만 지속적으로 일정한 양 이상을 섭취할 경우 포식자, 즉 콩을 먹는 생명체에게 강력한 피임약으로 작용해서 콩을 먹게 되는 천적이 생식과 생장을 못하도록 하는 독소입니다.

다음 표 두 개를 비교해 보면 콩 속 에스트로겐 호르몬의 양은 어마무시해서 자연스럽게 사람의 몸에서 분비되는 호르몬 양보다 적게는 몇 배, 많게는 몇 백 배가량 더 높습니다. 여성호르몬 분비가 가장 활발한 임산부의 몸에서 하루 분비되는 양보다 콩이 가진 에스트로겐 양이 월등히 많다는 사실은 정말 놀랍습니다. 콩에 비하면 달걀, 버터, 소고기에 든 에스트로겐 양은 정말 미미한 수준입니다. 아이들이 많이 먹는 달걀이 성조숙증을 유발한다는 말은 콩과 달걀의 에스트로겐 양만 비교해 봐도 말이 안 되는 소리라는 것을 알 수 있습니다.

일반 식품의 에스트로겐 활성 (ng / 500g)

식품	에스트로겐 활성
탈지대두분말	755,000,000
두부	113,500,000
핀토빈 (강낭콩의 일종)	900,000
흰 밀가루로 만든 빵	300,000
땅콩	100,000
달걀	555
버터	310
우유	32
호르몬제를 투여한 소고기	7
호르몬제를 투여하지 않은 소고기	5

식품 500g당 식물성 제품 및 이소플라본 함량, 단위는 동물용 에스트론과 에스트라디올 나노그램.
호프만과 에버솔(1986), 하트만 외(1998), 쇼어와 셰메시(2003), USDA-ARS(2002).
https ://www.bestfoodfacts.org/hormonesin-cattle

인간의 신체에서 분비되는 에스트로겐 양(ng/일)

품목	에스트로겐 총량
임산부	19,600,000ng/일
비임신 여성	513,000ng/일
성인 남성	136,000ng/일
사춘기 이전 아동	41,000ng/일
소고기(호르몬제 투여) 500g	7ng

호프만과 에버솔 (1986)

콩이 독이 되는 또 다른 이유

대부분의 콩 제품은 발효하지 않은 상태로 제품화됩니다. 발효를 거치지 않은 콩은 생식 문제, 갑상선 문제, 심하게는 암과 심장병과 같은 많은 질병들과 연관되어 있습니다. 특히 유전자 조작으로 만들어지거나 제초제를 뿌려서 재배하는 콩 제품은 장기 손상과 신경학적, 내분비계 문제를 포함한 각종 위험 요소가 있습니다.

영국 BBC 뉴스는 1999년 11월 기사를 통해 미국의 시더스-시나이 메디컬 센터Cedars-Sinai Medical Center 연구를 인용해 콩 함량이 높은 식단을 섭취한 임산부의 자녀는 장기적인 발달 손상 위험이 증가할 가능성이 있다는 사실을 보도하기도 했습니다. 앞서 말했듯이 대두에는 여성호르몬인 에스트로겐의 효과를 모방하는 것으로 밝혀진 식물성 에스트로겐 또는 이소플라본이라는 화합물이 포함되어 있습니다.

시더스-시나이 메디컬 센터에서는 임신한 쥐에게 식물성 에스트로겐을 공급하여 태아에게 미치는 영향을 테스트했는데 그 결과 새끼 수컷 쥐의 사춘기가 일찍 시작되는 것을 발견했다고 합니다. 이를 바탕으로 시더스-시나이 메디컬 센터의 여성 건강 센터 소장인 클로드 휴스Claude Hughes 박사는 성호르몬이 태아의 조직 발달에 중요한 역할을 하는 것으로 보인다고 실험 결과를 설명했습니다. 그는 "대두 섭취로 인해 태아에게 심각한 기형이 있을 것이라고 가정할 수는 없지만 신경 행동 특성, 면역 기능, 성호르몬 수치 등 미묘한 변화가 있을 수 있다"고 말했으며 우리가 잘 알지 못하는 미묘하지만 장기적인 건강상의 문제는 작은 데서부터 시작할 수 있다는 경고성 메시지를 보냅니다.

콩에는 식물성 에스트로겐인 이소플라본만 있는 것은 아닙니다. 우리 몸에 염증을 일으키고 면역 체계를 무너뜨리며 신경 독성으로 작용하는 렉틴도 포함되어 있습니다. 정상적인 성장과 발달에 악영향을 주는 콩을 먹지 말아야 하는 이유는 우리 몸의 성호르몬 교란뿐만이 아닌 것입니다.

콩으로 만든 음식을 즐겨 먹는 동양 식문화가 건강한 생활 방식을 추구하는 서양 사람들 사이에 알려지고 채식이 유행하면서 콩 단백질이 몸에 좋다는 믿지 못할 인식이 생겼습니다. 우리나라에도 채식을 고집하는 사람들이 많아지고 있습니다. 고기를 먹지 않고 채소를 먹으며 필요한 단백질은 콩으로 대체하면 된다는 생각 때문입니다. 채식 인구가 늘어나며 콩을 이용한 제품이 점점 더 많이 생산되고 있습니다. 하지만 조금만 생각해 보면 쉽게 알 수 있습니다. 동양에서 전통적으로 먹었던 콩은 발효 콩입니다. 콩 고기, 콩 치즈, 콩 분유 등 발효를 거치지 않은 콩으로 만든 음식은 우리 아이들을 아프게 합니다.

성장 방해꾼 콩의 진실

콩에 든 피트산(피틴산) 함량이 높으면 칼슘, 마그네슘, 구리, 철, 아연의 흡수가 감소됩니다. 피트산은 콩을 불리고 싹을 틔우는 등의 전처리로는 중화되지 않습니다. 어린이의 식단에 피트산이 과다하게 들어 있다면 성장에 문제가 생길 수 있습니다. 동물 실험에서 트립신 억제제를 함유한 콩이 성장 장애를 일으켰다는 보고도 있습니다.

대두의 식물성 에스트로겐은 내분비 기능을 방해하고 불임을 유발하고 성인 여성의 유방암을 촉진할 가능성이 있습니다. 식물성 에스트로겐은 갑상선 기능 저하증을 유발하고 갑상선암을 유발할 수 있는 강력한 항갑상선제입니다. 유아의 경우, 콩으로 만든 분유를 섭취한다면 자가면역 갑상선 질환이 생길 수 있습니다.

콩에 들어 있는 비타민 B12 유사체는 체내에 흡수되지 않으며 이로 인해 우리 몸은 더 많은 비타민 B12를 원하게 됩니다.[1] 콩 식품은

1 콩에서 발견되는 비타민 B12 유사체의 흡수에 대한 연구에 따르면 이러한 유사체는 비활성

신체의 비타민 D 요구량도 증가시킵니다. 깨지기 쉬운 콩 단백질은 고온 처리 과정에서 변성되어 독성과 발암성이 높은 물질도 형성됩니다.

두부는 거의 먹지 않지만 저도 아주 가끔 된장찌개나 청국장찌개를 끓입니다. 두부를 어쩌다 한 번씩 먹는 정도는 대부분의 사람들에게 큰 문제가 되지는 않습니다. 두유를 매일 물처럼 먹는 행위는 지양하셔야 하며, 아기에게 모유 대신 콩 분유를 먹이는 것은 강력한 독이 될 수 있음을 꼭 알고 계셔야 합니다. 첨가물이나 당이 함유된 두유가 좋지 않음은 두말할 필요도 없지만 무가당이라도 두유를 음료 대용으로 매일 마시는 습관 자체가 건강에 이로울 것이 없다는 사실을 잊지 마세요. 콩을 고기의 단백질 대체제로 사용하는 식생활은 좋지 않습니다. 콩은 반드시 전통적인 방법으로 발효시킨 된장, 청국장, 낫토, 템페 등으로만 드시길 권유합니다.

상태이며 체내 비타민 B12로서 정상적인 기능을 하지 못합니다. MDPI(논문 출판 사이트)에 실린 연구 논문에 따르면 콩의 비타민 B12 유사체는 활성 B12의 흡수를 방해하여 오히려 비타민 B12의 요구를 충족하기 위해 신체의 B12 수요를 증가시킬 수 있다고 합니다. 이를 비타민 D 요구량과 직접적으로 연관 짓는 연구는 제한적이지만, 일부 연구에 따르면 콩에 들어 있는 B12 유사체의 수치는 신체의 대사 균형에 스트레스로 작용하여 비타민 D와 같은 다른 영양소의 요구량에도 간접적으로 영향을 미칠 수 있다고 합니다.
또한 비타민 B12의 결핍은 악성 빈혈을 유발합니다. 빈혈 증상이 시작되기 전에도 다른 심각한 현상이 나타날 수 있습니다. 대부분은 신경학적 문제(무감각, 따끔거림, 발의 타는 듯한 느낌, 떨림, 근육 피로, 수면 장애, 기억 상실, 비이성적 분노, 정신 기능 장애 및 알츠하이머병) 또는 심리적 상태(치매, 우울증, 정신병 및 강박적 행동)으로 나타납니다.
출처: Vitamin B12 among Vegetarians: Status, Assessment and Supplementation(www.mdpi.com)

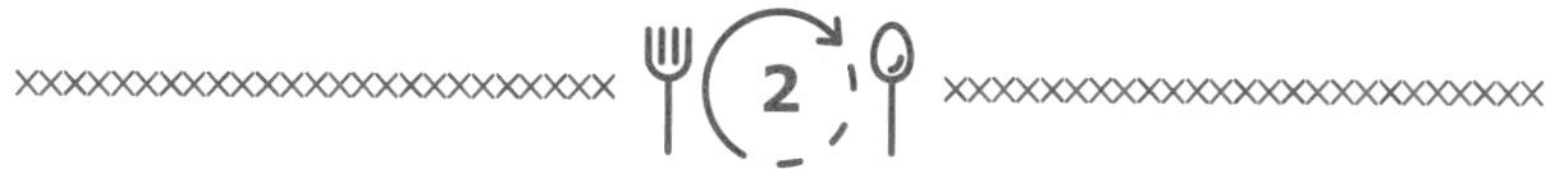

두뇌

뇌가 원하는 음식은 따로 있다

요즘에는 많은 의학 전문가들이 장의 중요성을 이야기합니다. 그중 가장 대표적인 말은 '장은 제 2의 뇌이다'라는 말입니다. 장이 건강해야 뇌도 건강하고, 장이 건강해야 장에서 세로토닌이 분비되어 행복감도 더 잘 느낄 수 있다는 의미입니다. 그렇다면 우리 아이가 튼튼한 장을 갖게 하려면 어떻게 하면 될까요? 평소에 잦은 간식으로 가공식품 먹기를 생활화하고 집 밥은 밀키트로 요리하고, 주말에는 매번 외식을 하면서 아이들에게 유산균 제품만 먹인다고 장이 튼튼해지지는 않습니다. 우리 아이 장에 유익균이 많이 살게 할지 유해균이 많이 살게 할지는 엄마가 먹이는 음식에 따라 결정됩니다.

장에 좋은 음식이 뇌에도 좋은 음식

장에 좋은 음식을 찾기보다 장에 좋지 않은 음식을 빼는 작업을 선행해야 합니다. 동시에 장을 튼튼하게 해서 우리 아이가 먹는 음식이 잘 흡수되어 뇌까지 전달되도록, 그래서 뇌가 성장하는 시기에 뇌 발달을 도와줄 수 있게 해 주세요.

장과 뇌를 위한 음식, 더하기와 빼기

- 행복하게 자란 육류(목초우, 양고기)
- 건강한 지방(천연버터, 기버터, 탤로우, 라드, 올리브유)
- 기름기를 걷어 내지 않은 사골육수
- 기름진 생선
- 해조류, 어패류, 알류
- 비살균 유제품
- 렉틴을 제거한 후 익힌 채소
- 독소를 중화한 곡물, 씨앗, 견과류

−

- 장 환경을 망치는 식품 첨가물이 든 가공식품
- 당 중독을 일으켜 뇌를 망치는 설탕
- 초가공식품 염증 유발 일인자 식용유
- 브레인 포그 유발, 뇌건강을 해치는 밀가루 및 통곡물
- 살균된 유제품
- 독소가 제거되지 않은 콩류, 콩 가공식품

뇌 기능 활성화를 돕는 저탄고지

사람은 태어나서도 한동안 뇌가 계속 커지는 동물입니다. 뇌는 성장

을 위해 엄청나게 많은 양의 에너지와 영양소를 필요로 합니다. 아기는 모유를 먹으며 케토시스[2] 상태에서 뇌 발달과 신체 발달이 이루어지며 계속 성장합니다. 이런 과정에서 케토시스 상태를 훨씬 선호하기 때문에 태어날 때부터 이미 케토시스 상태이며 모유를 먹으면서도 케토시스 상태를 유지합니다. 성장기 아이들은 최대한 케토시스 상태를 유지하도록 해 주면 뇌 발달에 특히 더 좋습니다.

뇌가 지방을 쓰면 뇌 신경세포가 더욱 활성화되어 탄수화물을 연료로 쓸 때보다 인지능력과 집중력이 향상됩니다. 단, 케토시스 상태로 들어가는 데 1~2주 정도의 시간이 걸리므로 초기에는 피부 발진 또는 두통이나 무기력감 같은 키토래쉬[3] 를 겪게 되기도 하지만 어릴 경우 성인보다 빠르게 케토시스에 진입하므로 대부분 크게 걱정하지

---

2 케토시스ketosis는 신체가 섭취하는 음식에서 지방산을 분해하거나 신체에 저장된 지방에서 대부분의 에너지를 얻는 에너지 생산 과정입니다. 탄수화물을 칼로리 섭취량의 20퍼센트 미만으로 줄이면 근육에 저장된 포도당이 고갈됩니다. 탄수화물 섭취가 감소하면 인슐린 수치도 감소하게 되고 인슐린이 감소하면 신체가 지방산을 대사하여 간으로 운반합니다. 간에서 지방산은 베타 산화라는 과정을 통해 아세틸-CoA라는 화합물로 분해됩니다. 그런 다음 간은 아세틸-CoA를 케톤체ketone bodies, 즉 아세토아세트산, 베타-하이드록시부티레이트(BHB), 아세톤으로 전환합니다. 이러한 케톤체는 포도당분자보다 훨씬 더 많은 에너지를 냅니다. 저탄고지 식단은 탄수화물 섭취가 매우 적으므로 신체 에너지의 상당 부분이 케톤체에서 나오며 특히 뇌의 에너지에 중요합니다. 케톤체는 뇌에 최적의 에너지원으로 작용하며 인지 및 운동기능을 향상시키고 알츠하이머, 경미한 인지 장애, 발작 장애 및 뇌손상과 관련된 손상을 줄일 수 있습니다.
출처: The Therapeutic Role of Ketogenic Diet in Neurological Disorders Diana Pietrzak,* Kamila Kasperek, Paweł Rękawek, and Iwona Piątkowska-Chmiel*, 2022 May,14

3 키토래쉬ketorash는 탄수화물 대사에서 지방 대사로 바뀌는 과정에서 겪게 되는 일종의 명현현상.

않아도 됩니다.

케토시스 상태를 유지하려면 저탄고지 식단을 실천하면 좋습니다. 저탄수화물 고지방식의 엄격한 식단은 80여 년 전부터 뇌전증 환자의 치료식으로 사용된 유명한 식단입니다. 신경외과 전문의인 황성혁 박사[4] 는 저탄고지 식단으로 치매와 알츠하이머를 치료하기도 합니다. 뇌에 이상 소견을 보이는 환자들에게 효과가 있는 치료식을 한참 뇌 발달이 이루어지는 성장기에 적용한다면 놀라운 집중력과 성과를 얻을 수 있습니다.

다만, 치료 목적이 아니라면 엄격하게 저탄고지 식단을 고집하지 않아도 됩니다. 저탄수화물 식단을 유지하면서 설탕, 밀가루의 섭취를 제한하고 건강한 지방과 단백질을 섭취한다면 불편했던 증상(비염, 아토피 등)이 개선되면서 집중력이 높아지는 경험을 할 수 있습니다.

저 또한 탄수화물을 제한하고 건강한 지방을 섭취하는 식생활만으로도 작업 능률이 현저하게 오른 경험을 가지고 있습니다. 탄수화물 위주의 식사를 하고 나면 어김없이 찾아오는 브레인 포그Brain fog와 나른함, 식곤증 등이 저탄고지 식사를 한 이후로 말끔히 사라지고 식사 후에도 식사 전과 다름없이 맑은 정신으로 업무를 처리할 수 있게 되었습니다. 아침에 일어날 때에도 피곤함 없이 잠에서 깰 수 있고 정신이 맑아진 기분을 직접 느낍니다.

4 유튜브 〈닥터쓰리〉 채널을 운영하는 신경외과 전문의.

어린이와 청소년을 위한 저탄고지 식사법

아침 식사	점심식사	저녁식사
• 육류 위주 식사	• 급식	• 육류, 생선, 익힌 채소 위주의 식사
• 사골국과 삶은 달걀 • 버터 에그 스크램블 • 라드 양배추 계란부침 • 코코넛 오일 새우 달걀찜	• 소량의 밥 섭취 • 디저트 금지 • 포션버터 섭취	• 소고기 미역국과 떡갈비 구이(무설탕,노밀가루,무첨가물) • 차돌 양지 야채찜과 버터 • 명란 계란탕과 등갈비 구이 • 사골 된장국과 당근계란 김밥 • 고등어 버터 김치찜

탄수화물 하루 섭취량이 점심(급식)으로 거의 채워지게 되므로 집에서 하는 식사에서는 일부러 탄수화물(밥)을 챙길 필요는 없음

3

아토피와 비염

알레르기 질환에 독이 되는 3가지 음식

요즘 아토피와 비염, 알레르기 등을 겪어 보지 않은 아이는 많지 않습니다. 이는 모두 면역에 문제가 생겨서 염증으로 나타나는 증상입니다. 모유 수유가 불가능한 엄마가 분유를 먹이거나 특정 시기에 이유식을 먹이면서부터 아토피나 피부 질환, 알레르기가 시작되는 경우가 흔합니다. 아이들뿐 아니라 성인 아토피도 드물지 않습니다. 각종 알레르기 질환에서 자유로울 수 있다면 삶의 질이 훨씬 높아집니다. 우리가 먹는 것이 우리의 몸에 반영되기 때문에 알레르기성 질환을 일으킬 수 있는 염증 유발 식품들을 식단에서 제외하는 일이 무엇보다도 중요합니다.

우유, 먹어도 괜찮을까?

우유를 먹지 말아야 한다는 사람들 중에는 "우유는 송아지가 먹는 거지 사람이 먹는 게 아니다", "우유는 이가 없는 아기가 먹는 음식이지 음식을 씹어 먹을 수 있는 사람이 먹는 음식은 아니다"라고 말하는 이들이 있습니다. 하지만 이런 말들은 우유가 몸에 안 좋다기보다는 영양가는 많지만 굳이 우유를 먹을 필요는 없다는 의미로 들립니다. 우유를 먹지 말아야 하는 진짜 이유는 다른 데 있습니다.

한국인의 75퍼센트는 유당 분해 효소가 없는 유당 불내증을 가지고 있습니다. 유당 불내증이 있는 사람은 우유를 먹고 난 뒤 소화를 시키지 못합니다. 유당이 장내 세균에 의해 발효되는 과정에서 가스와 산이 발생하고 장에 염증을 유발합니다. 이 과정이 반복되면 장 보호막이 손상될 수 있습니다. 유당 불내증이 있는 사람이 우유를 먹으면 설사, 복통, 가스가 차는 등 소화기관에 문제가 생기기도 하지만 전혀 무관해 보이는 두통과 어지러움, 무기력증 등이 나타나기도 합니다. 장에서 눈에 띄는 반응이 없다고 해서 유당 불내증이 없다고 말할 수는 없습니다.

오늘날 우리가 시중에서 살 수 있는 우유는 모두 살균 처리가 된 우유입니다. 우유는 살균 처리 과정에서 우유 단백질(카제인 단백질)이 변형되어 아이들의 면역계에 혼란을 줍니다. 더군다나 장누수가 있는 건강하지 못한 상태라면 열려진 틈새로 카제인 단백질이 바로 흘러나갈 수 있습니다. 이것이 장을 빠져나와 혈액 속에 섞여 돌아다니면 우리 몸의 면역 세포들은 이 비정상적인 단백질을 이물질로 생각하여 항체를 만들어 면역 반응과 염증 반응을 일으킵니다.

이런 비정상적인 단백질 때문에 생기는 염증 반응으로 아토피와 비염, 알레르기 증상이 나타납니다. 심지어 자폐증과 조현병, ADHD와 같은 증상을 보이는 소아청소년 대상으로 혈액 속 카제인 항체를 봤더니 정상 소아에서는 7퍼센트에 불과한 빈도가 자폐증이나 조현병 아이들에게는 90퍼센트 이상 검출되었고 이런 증상을 보이는 소아청소년에게 글루텐과 카제인 제거 식이GFCF: Gluten free Casein free를 했더니 81퍼센트에서 호전 반응이 나타났다는 연구 결과도 있습니다.

만약 유당 불내증이나 우유 알레르기가 있다면 우유 뿐 아니라 다른 유제품도 조심하셔야 합니다. 버터는 카제인이 제거된 기버터로, 치즈는 살균 처리하지 않은 비살균 치즈로 섭취하는 편이 좋으며 시판 요거트나 일반적인 치즈는 식단에서 제외시켜야 합니다. 우유를 많이 먹어야 키가 큰다고요? 아이들 성장을 돕는 음식은 우유 말고도 많습니다.

글루텐 프리는 괜찮을까?

탄수화물과 뇌의 관계를 다룬 책 『그레인 브레인』의 저자 데이비드 펄머터는 다음과 같이 말합니다.

"나는 사람들이 글루텐이 가득 든 탄수화물을 폭식하는 것을 보면,

그 사람들이 담배를 피워 물고 있는 모습을 지켜보는 듯한 기분이 든다. 글루텐은 우리 세대의 담배라고 할 수 있다. 글루텐 민감성은 우리가 아는 것보다 훨씬 널리 퍼져 부지불식간에 우리에게 어느 정도 잠재적인 해를 끼치고 있다."

밀가루는 글리아딘과 글루테닌으로 이루어져 있습니다. 밀가루에 물을 넣어 반죽하면 두 성분이 결합해 쫄깃한 식감을 내는 결이 생기는데 이것이 바로 글루텐입니다. 글루텐이 빵이나 국수 같은 밀가루 음식에만 들어 있을까요? 아닙니다. 햄, 어묵 등 찰기가 있는 가공식품 뿐 아니라 요거트, 푸딩, 시럽, 맥주 같은 음식에도 들어 있습니다. 밀가루로 만들어진 빵, 과자만 피한다고 글루텐으로부터 자유로워질 수는 없다는 뜻입니다. 글루텐은 장의 영양소 흡수를 방해하고 염증을 일으켜 모든 질병의 근원이 됩니다.

글루텐 불내증이 있는 사람의 몸속에 글루텐이 들어오면 복통, 복부팽만, 설사, 변비, 두통, 만성피로 등 여러 가지 증상이 나타납니다. 컨디션이 늘 좋지 않은 사람은 글루텐이 몸속에 들어온다고 해도 설사처럼 직관적인 증상이 나타나지 않는다면 사실 인지하지 못할 수도 있습니다. 늘 피로해서 머리가 개운하지 않는 브레인 포그가 있고 두통이 있는 사람이라면 그 이유가 스트레스 때문인지, 수면 때문인지, 음식 때문인지 찾기 힘듭니다.

하지만 충분히 수면을 취하고 꾸준히 식단 조절을 해서 몸 상태가 좋을 때는 좋지 않은 음식을 먹어 보면 단번에 몸에 반응이 일어납니다. 저는 늘 건강한 편식을 유지하다가 어쩌다 한 번 과자나 빵류를 입에 대면 여지없이 두통에 시달립니다. 과자나 빵류는 밀가루뿐 아니라 설탕, 씨앗 기름도 포함되어 있어 다시 원래의 컨디션으로 돌아오는 데 시간이 한참 걸립니다. 최대한 먹지 않는 게 정답이죠.

밀가루가 몸에 좋지 않다고 하니 식품회사에서 글루텐 프리 제품을 출시합니다. 하지만 글루텐 프리 제품도 정답은 아닙니다. 글루텐 프리 제품을 살펴보면 대부분 밀을 쌀이나 옥수수로 대체할 뿐입니다. 더군다나 일부 제품은 글루텐 함량만 낮춘 뒤 가공 과정에서 당 또는 탄수화물을 오히려 더 많이 넣기도 합니다.

설탕이 몸에 좋지 않다고 하니 대체 감미료를 쓰고 유당 불내증이면 유당이 제거된 소화가 잘되는 우유를 찾고, 글루텐 불내증이면 글루텐 프리 제품을 찾는 등 대체제를 찾기보다는 알레르기가 있거나 몸에 안 좋은 음식은 끊어내는 방법이 가장 현명한 행동이며 우리를 건강하게 만드는 지름길입니다.

초가공식품을 먹고 자란 아이들, 정말 괜찮을까?

대부분의 부모들은 가공식품이 자연식품보다 몸에 좋지 않다는 점을 본능적으로 알고는 있습니다. 하지만 이 정도는 괜찮겠지 하는 생각으로 아이들이 먹는 가공식품에 슬쩍 눈감아 주는 일이 많습니다. 하지만 과거에 비해 아이들이 부모의 도움 없이도 편의점이나 무인식품점 등에 접근하기 쉬워져 가공식품을 더 쉽고 빠르게, 자주 먹을 수 있는 상황입니다.

식사에서 초가공식품으로 얻는 칼로리 비율이 미국은 무려 58퍼센트, 호주는 42퍼센트나 됩니다. 한국은 아직 25퍼센트에 불과하지만 이 또한 적은 수치는 아니며 지금의 추세로 본다면 그 비율은 점차 늘어나리라 예상합니다.

최근 한 연구진은 「초가공 식품Ultra Processed Food, UPF 노출 및 건강 이상 결과」라는 논문[5]에서 초가공식품 섭취가 건강에 미치는 영향을 종합적으로 분석해 발표했습니다. 이 연구 결과는 초가공식품의 높은 섭취와 다양한 건강 이상 결과 사이의 강력한 연관성을 보여 줍니다. 심혈관 관련 사망 위험 증가, 불안, 우울증 및 기타 일반적인 정신질환의 위험 증가, 비만 및 제2형 당뇨병과 같은 부정적인 대사 건강 결과 뿐 아니라 호흡기 질환 및 수면의 질 저하와 관련된 증거를 제시하며 초가공식품이 심각한 건강위험을 초래한다는 결론을 내렸습니다. 그렇다면 초가공식품이란 무엇일까요?

노바Nova 식품 분류 시스템은 식품을 가공 정도에 따라 4단계로 정의하고 분류합니다.

....

5 "초가공 식품 노출 및 건강 이상 결과"라는 제목의 이 연구: 역학적 메타 분석에 대한 포괄적 검토(BMJ 2024, 384)
Ultra-processed food exposure and adverse health outcomes: umbrealla review of epidemiologica meta-analyses, Melissa M Lane, Elizabeth Gamage, Shutong Du, Deborah N Ashtree, Amelia J McGuinness ,Sarah Gauci, Phillip Baker, Mark Lawrence, Casey M Rebholz, Bernard Srour, Mathilde Touvier, Felice N Jacka, Adrienne O'Neil, Toby Segasby, Wolfgang Marx, BMJ 2024;384:e077310

1그룹은 미가공 혹은 최소 가공 식품으로 자연식품인 고기, 과일, 채소 등이 포함되며 밀가루나 파스타도 포함되어 있습니다.

2그룹은 기름, 라드, 설탕, 버터, 식초, 꿀, 전분 등 산업 기술을 이용해서 제조되는 전통적인 식품입니다.

3그룹은 가공식품입니다. 주로 보존을 목적으로 가공한 것으로 1그룹과 2그룹을 혼합해서 만든 기성 식품이 여기에 해당됩니다. 콩 통조림, 가염 견과류, 훈제 고기, 생선 통조림, 과일 통조림 등이 3그룹에 속해 있습니다.

4단계 중 가장 하위로 분류된 4그룹이 초가공식품입니다. 초가공식품에는 포장된 스낵(감자칩 등의 과자류), 탄산(청량) 음료, 인스턴트 면류와 가정에서는 절대 만들 수 없는 광범위한 즉석식품이 포함되며 시판 이유식도 여기에 들어갑니다. 이런 제품들은 식품에서 추출하여 화학적으로 변형된 물질과 첨가물 위주로 만들며 원재료를 최소화하거나 전혀 포함하지 않는다는 특징이 있습니다.

초가공식품은 변성 전분, 설탕, 가공된 식물성 기름, 분리 대두 단백처럼 화학적으로 만든 값싼 재료를 조합해 구성합니다. 맛과 모양을 위해 조미료, 식용색소, 유화제, 응고제 등이 첨가됩니다. 초가공식품은 전통적인 식품을 만드는 목적처럼 식품과 영양, 건강에 대한 올바른 이해보다는 수익성 높은 제품을 만드는 것에 초점을 맞추고 있습니다. 이런 제품이 인간에게 이로울 수는 없습니다.

인체는 초가공식품으로 취약해지고, 많이 섭취하면 할수록 신체 기능이 저하되거나 손상을 입을 수 있습니다. 게다가 장내 미생물 불

균형과 전신 염증을 유발하기도 합니다. 인체에서 일어나는 낮은 단계의 염증, 즉 아토피나 비염이 우울증이나 불안장애, 공황장애 등의 정신 건강상의 문제까지 유발할 수 있습니다. 초가공식품으로 인한 심장 질환 관련 사망 위험은 51~84퍼센트 증가, 우울증이나 공황장애 등의 정신질환도 43~63퍼센트 증가한다고 밝혀졌습니다.

어떤 형태든 자연 상태의 진짜 음식Whole food이 아닌 모든 음식은 우리를 염증에 취약하게 만듭니다. 공장에서 가공해서 만드는 식물성 씨앗 기름, 그런 식물성 가공유지가 들어간 과자와 초콜릿 등의 간식, 알지도 못하는 각종 물질을 식품첨가물이라는 가면을 씌워 폭탄 투하한 즉석식품 등 마트 같은 곳에서 파는 포장 간식거리 대부분은 끊어야 합니다. "그걸 어떻게 끊어", "다들 그런 거 먹고 사는 거지"라고 하신다면, 여러분의 자녀는 아직 덜 아픈 거라고 감히 말씀드리고 싶습니다. 또한 지금은 괜찮아 보여도 가까운 미래의 내 아이에게 괜찮지 않을 수 있음을 알려드리고 싶습니다.

달걀은 억울해

달걀(특히 노른자)은 영양이 풍부한, 의심의 여지없이 좋은 식재료 중 하나입니다. 항생제로부터 자유로운, 건강하게 자란 닭이 낳은 달걀이라면 말입니다. 먹어서는 안 되는 달걀은 열악한 환경에서 자란 닭이 낳은 달걀인데 우리가 보통 사 먹는 마트 달걀의 상당수가 이에 속

합니다.

달걀노른자는 특히 비타민과 미네랄이 풍부합니다. 하지만 콜레스테롤 함량이 높다는 이유로 아이들에게 주기를 꺼려하는 분들이 있습니다. 식품에 들어 있는 건강한 콜레스테롤은 우리를 해치지 않습니다. 우리 아이들의 (뇌)성장과 발달에는 콜레스테롤이 무척 중요하며 단순한 콜레스테롤 수치가 건강의 척도가 될 수는 없으니까요.

아이들에게 방목한 닭이 낳은 난각 번호 1번의 달걀을 먹이세요. 답답한 축사가 아닌 넓은 초원에서 마음껏 돌아다니며 풀도 먹고 벌레도 먹으며 행복하게 사는 닭이 낳은 달걀은 우리까지 행복하게 만들어 줍니다. 그것이 제가 1번 달걀을 고집하는 이유입니다.

달걀 알레르기가 있다면 대부분 달걀흰자 알레르기이니 그런 아이에게는 노른자만 먹이시길 추천 드립니다. 노른자마저도 알레르기 때문에 불안하다면 다른 음식을 모두 제한한 상태에서 노른자만 먹어 보는 방식으로 알레르기 테스트를 해 보시면 정확합니다. 다른 음식도 같은 방식으로 테스트하면 굳이 알레르기 검사를 받지 않더라도 아이의 알레르기 음식을 간편하게 알아낼 수 있습니다. 단, 평소 심각한 알레르기 반응이라면 시도해서는 안 됩니다. 경미한 알레르기 반응이 나타나고 원인을 알지 못할 때, 소량의 음식으로 해 볼 수 있는 방법입니다.

염증은 아토피나 비염, 알레르기 뿐 아니라 모든 질병의 근원입니다. 크고 작은 모든 병들의 시작은 모두 몸속 염증입니다. 장에 염증이 생기고 몸속에 염증이 많아지면 피부로도 염증이 발현됩니다. 피부가 안 좋으면 장 또한 안 좋다고 생각하시면 거의 틀리지 않습니다.

아토피와 각종 알레르기에서 비롯되는 염증성 질환에서 벗어나고 싶다면 우리 몸에 항생제로부터 자유로운 건강한 고기와 달걀, 해산물을 더하고 염증을 유발하는 각종 음식과 가공식품을 빼면 됩니다. 우리 아이들을 끊임없이 괴롭히는 악당에게서 아이들을 구해 내는 방법은 간단합니다. 아는 만큼 실행하는 것이 아이들을 건강하게 자랄 수 있도록 도와주는 지름길입니다.

4

시력

어릴 때 놓쳐서는 안 되는 눈 건강을 돕는 음식

3학년이 되면 학교에서 시력 검사를 합니다. 시력 검사에서 어느 한 쪽이라도 0.7 이하로 나오면 안과 검진을 권유하는 안내장을 가정으로 보냅니다. 매년 배부하는 안내장 숫자는 놀랍도록 늘어납니다. 학생들은 부모님 손을 잡고 안과에 가서 재검진을 받습니다. 갑자기 안경을 쓰고 학교에 오는 학생 숫자도 많아집니다.

휴대폰 영향이 크리라고 짐작합니다. 하지만 휴대폰이 없던 시절에도 눈이 나쁜 학생은 있었습니다. 휴대폰이 시력 악화의 원인 중 하나임은 확실해 보이지만 또 다른 원인이 있지 않을까 생각해 봅니다. 휴대폰을 모르던 시절로 돌아갈 수는 없을 뿐 아니라 똑같이 휴대폰을 보더라도 눈이 좋은 아이들도 있으니까요.

비타민 A 부족으로 인한 시력 저하

비타민 A는 주로 간에 저장되며, 모든 포유동물의 망막을 뜻하는 레티나retina에서 발견되는 비타민으로 다른 말로는 '레티놀retinol'이라고 합니다. 비타민 A는 주로 피부의 습도를 유지하고 피부 건강을 지켜 주는 기능을 합니다. 또 눈, 코, 입속, 목, 폐, 식도, 위장, 요로계를 싸고 있는 상피세포의 기능과 면역체계 유지에 중요한 기능을 합니다. 만일 상피세포에 비타민 A가 부족하면 피부 표면이 거칠어지고 딱딱해지며 각질도 많이 생깁니다. 눈도 건조해져서 뻑뻑해지고 야맹증이 옵니다.

비타민 A는 물에는 안 녹고 지방질에서만 녹습니다. 따라서 지방을 전혀 안 먹는 사람은 흡수가 잘 되지 않아 부족해지기 쉽습니다. 비타민 D, K2처럼 비타민 A도 지용성 비타민이기 때문입니다. 모든

달걀과 소 간의 영양 성분 구성

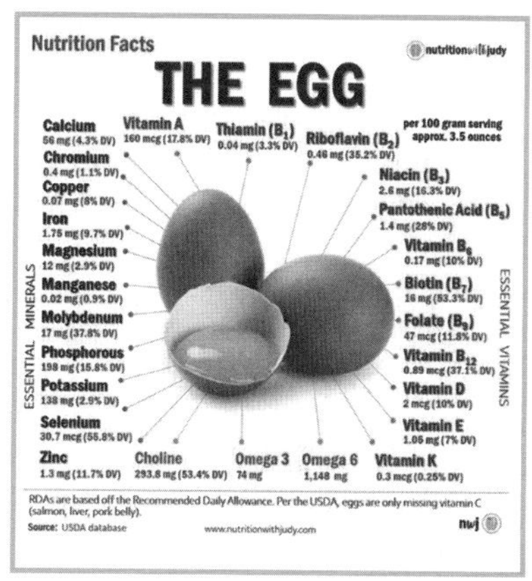

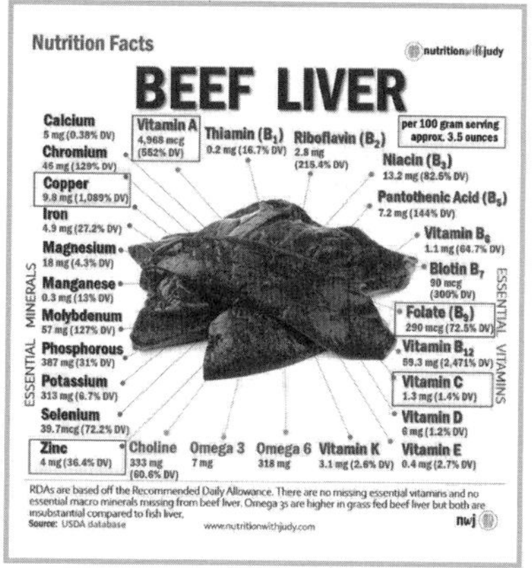

영양소가 그러하듯이 비타민 A도 단독으로는 체내에서 원활하게 흡수되기는 어렵습니다. 체내 흡수력을 높이려면 아연과 같은 미네랄 성분이 필요합니다. 영양제로 비타민 A를 섭취하는 것도 좋지만, 다른 도움을 주는 미네랄 섭취에도 신경을 써야 합니다. 그래서 영양제가 아니라 비타민 A가 풍부하게 들어있는 음식을 먹는 것이 더 좋습니다. 비타민 A와 미네랄이 풍부한 식품은 달걀노른자, 유제품(버터, 동물성 생크림), 동물의 간, 생선 기름입니다. 그중에서도 동물의 간은 다른 음식과 비교할 수 없을 정도의 엄청난 양의 비타민 A를 가지고 있습니다.

눈이 좋아지는 식단

1일 섭취량

- 방목 소간 또는 양간 하루 20~30g
- 달걀노른자(갯수 제한 없음)
- 간 섭취가 어려울 경우 발효 대구 간유

먹는 법

- 소 생간 또는 양 생간을 참기름이나 들기름, 소금에 찍어 먹기(기름은 반드시 저온 압착으로)
- 소간에 달걀물을 묻혀 전으로 부쳐 먹기(동물성 기름인 탤로우, 라드 또는 버터 사용)
- 간 파테 만들어 먹기
- 생선 내장 먹기(아귀간 등)
- 닭 간을 기버터에 구워서 먹기(비타민 A 함유량은 소간이나 양간에 비해 적으나 맛이 강하지 않아 초보자나 어린이들이 접근하기 쉬움)
- 음식으로 먹기 힘들 경우 발효 대구 간유나 대구 간유 캡슐로 대체

아이들에게 매일 소간을 먹여 보세요. 놀라울 정도로 시력이 좋아짐을 느낄 수 있습니다. 안구건조증이 있다거나 노안이 있다면 자녀뿐 아니라 부모님께도 도움이 될 수 있습니다. 저는 꾸준히 소간을 먹으며 안구건조증은 완벽하게 사라졌고 노안의 진행 속도가 멈추었습니다. 2년마다 받는 공무원 신체검사에서 시력이 더 좋아지는 기이한 결과를 얻기도 했습니다.

간을 섭취하자니 기생충이 걱정되실지 모르겠습니다. 호주나 뉴질랜드에서 방목한 양의 간을 급냉해 수입하는 것을 주문하면 안전하게 먹을 수 있습니다. 국내에서 구해서 드실 때에는 냉동실에 넣어서 보름 정도 얼린 뒤에 드시면 안전합니다. 간 냄새와 맛에 익숙하지 않다면 소의 곁간을 구매해서 드시면 조금 더 부담이 덜해집니다. 생간으로 먹는 것이 영양소 파괴가 가장 적고 좋지만 적응이 어려운 경우 간을 곱게 갈아 만든 간파테, 육전처럼 부쳐서 만드는 간전의 방법으로 먹어도 괜찮습니다. 갈아서 소고기 패티에 섞어서 햄버그스테이크를 만들면 아이들도 잘 먹을 수 있습니다. 동물의 간은 해독 기관이므로 좋지 않은 환경에서 사육된 소보다는 초원에서 풀 뜯으며 건강하게 자란 영양이 풍부한 목초우 간으로 드시길 권합니다.

간 섭취가 최선이긴 하지만 아이가 간을 먹는 데 어려움을 느낀다면 매일 달걀노른자 두 알과 대구 간유를 먹이시길 권합니다. 간을 먹는 일보다 부담이 훨씬 덜해집니다. 노른자와 대구 간유 역시 건강한 환경에서 자란 것을 선택해서 먹이면 좋습니다. 단언컨대 동물의 간은 지구상의 어떤 음식보다 영양소가 풍부한 음식입니다. 야생의 모든 육식동물들은 사냥감을 잡으면 가장 먼저 내장부터 먹습니다. 어떤 부위가 생존에 더 유리한지 아는 동물의 생존 본능이지요. 귀한 동물의 내장을 먹을 기회를 놓치지 마세요. 건강도 놓치게 됩니다.

근시, 안구 비만

기능의학적 접근으로 각종 안구질환을 치료하는 『기적의 식단』 저자 이영훈 안과 전문의는 근시를 안구에 생긴 '비만'이라고 새롭게 정의했습니다. 그는 진료 도중에 근시가 빨리 진행되는 아이들에게서 몇 가지 공통된 특징을 발견했습니다. 비만 성향을 가진 아이들과 알레르기 증상이 있는 아이들에게 근시가 더 빨리 왔고 체력이 약하고 자주 피로를 느끼는 아이들에게도 근시 성향이 강했다고 합니다.

비만과 알레르기 증상을 가진 근시 아이들을 대상으로 인슐린 수치를 재어 보니 근시가 있는 아이들 중 상당수에서 인슐린 저항성 소견이 보였다고 합니다. 선행 연구 논문 확인 결과, 인슐린 저항성 때문에 혈중 인슐린 농도가 증가하면 상대적으로 성장호르몬 분비가 줄어 안구의 앞뒤축만 자라는 '길이 성장'만 하고, 이것이 근시를 불러온다는 사실을 알게 되었습니다.

그렇다면 안구 비만을 예방하려면 어떻게 하면 좋을까요? 인슐린 저항성을 개선하면 됩니다. 인슐린 저항성은 잦은 혈당 급상승으로 인해 인슐린이 자주, 많이 분비되어 인슐린이 본래의 기능을 하지 못하게 된 상태를 말합니다.

인슐린 저항성을 개선하는 가장 좋은 방법은 인슐린을 자극하는 음식을 제한하는 것입니다. 익숙하지 않을 뿐이지 어렵지는 않습니다. 건강한 지방으로 요리한 고기, 생선 위주로 식사를 합니다. 채소, 밥은 먹지 않아도 되지만 허전하다면 평소 먹던 양의 절반이나 3분의 1(보통 50~100그램 정도)만 먹습니다. 밀가루 음식과 당분이 많은 음료, 디저트, 가공식품은 철저하게 배제하고 자연식품 위주로 드시되 탤로우나 라드, 버터 같은 포화지방을 두려워 말고 먹어 주는 게 중요합니다.

우리나라 사람 99퍼센트는 고탄수화물 식이를 하고 있습니다. 밥과 반찬을 주식으로 하고 지방을 두려워합니다. 베이커리 카페는 식사 후 필수 코스가 되었으며 초등학생 때부터 씨앗 기름이 든 마라탕과 설탕 범벅 탕후루를 즐깁니다. 우리 아이 식사가 얼마나 많은 탄수화물로 이루어져 있는지 확인해 보는 계기가 되었으면 합니다. 저탄수화물 식이를 하면 근시 뿐 아니라 우리 아이의 전반적인 건강 상태가 몰라보게 개선되는 경험을 할 수 있을 것입니다. 탄수화물과 당분을 제한하는 저탄수화물 식이만 하더라도 우리 아이는 건강 분야에서 상위 1퍼센트가 될 수 있습니다.

치아

충치 없는 아이, 음식을 바꾸면 가능하다

"중학교 1학년 정도까지 저는 충치가 많았습니다. 자가면역 반응 때문에 20대 초반에 식단을 바꿨고, 운 좋게 그 이후로는 충치가 없었습니다. 지금은 결혼해서 6세와 7세 아이들의 엄마가 되었으며 제 아이들은 충치가 없습니다. 저희 가족은 방목한 동물의 고기와 지방을 섭취하고 설탕과 GMO 식품, 가공식품을 피하는 식단을 하고 있습니다. 지금처럼 저와 제 아이들 모두 충치가 없기를 바라며 저희 가족은 이 식단을 지속하려고 합니다."

—아만다 블라켄쉽의 사례, 웨스턴 프라이스 재단 제공

식사 후 집집마다 소리 없는 전쟁이 벌어집니다.

"이 닦자."

"엄마, 잠깐만요. 이것만 하고요."

"밥 먹고 바로 이를 닦아야 충치가 안 생기지. 또 치과 가고 싶어?"

"흐잉, 알겠어요. 닦을게요."

"엥? 벌써 다 닦았니? 30초도 안 됐는데? 그렇게 대충 닦으니까 충치가 생기지."

저녁 식사 뒤 오늘도 어김없이 실랑이가 시작되었네요. 혹시 이런 풍경이 익숙하신가요? 제가 어렸을 때에는 하루 3번, 식후 3분 이내, 3분 이상 양치를 해야 한다는 '333 양치법'이 대세였습니다. 지금은 333 양치법을 꼭 따라야 한다고 말하지는 않지만 대부분의 사람들이 음식을 먹고 난 뒤 이를 구석구석 꼼꼼하게 닦아야 충치를 예방할 수 있다는 점에는 의견이 일치합니다. 그래서 아이들 어릴 때부터 이 닦는 습관을 길러 주려고 노력하지요. 그럼에도 불구하고 매년 치과에서 구강검진을 할 때마다 의사 선생님에게 듣는 말이 있습니다.

"충치가 생겼네요. 칫솔질이 잘 안 되고 있어요. 혼자서 잘하기 전에는 구석구석 잘 닦도록 도와주셔야 합니다."

치아 건강과 지용성 비타민

저희 아버지는 결벽증이 아닐까 싶을 정도로 이를 열심히 닦으셨습니다. 식사 후는 물론이고 간식을 드신 다음에도 언제나 바로 이를 닦으셨지만 노력이 무색하게도 아버지의 치아 상태는 최악이었습니다. 충치가 쉽게 생겼으며 잇몸도 좋지 않으셨습니다. 결국 아버지는 본인의 치아가 건강하지 못한 이유는 '유전이다'라는 결론을 내리셨지요. 하지만 제 친할머니, 즉 아버지의 어머니는 76세에 돌아가실 때까지 충치 하나 없는 건강한 치아로 질긴 고기도 잘 씹어 드셨다는 사실이 참 아이러니합니다.

아이들 영구치는 2~3세가 되면 나기 시작합니다. 그리고 치아는 양질의 특별한 영양소를 필요로 합니다. 바로 비타민 K2입니다. 비타민 K2는 치아가 잘 자랄 수 있게 도와주고, 충치와 싸울 수 있는 힘을 길러 줍니다. 충치가 쉽게 생기거나 치아가 정상적으로 자라지 않는다면 그것은 치아 건강에 중요한 지용성 비타민, 특히 K2가 부족하다는 반증입니다.

웨스턴 프라이스 재단Weston A. Price Foundation의 웨스턴 프라이스 박사는 치과의사입니다. 1870년 태어나 캐나다의 한 농장에서 자란 그는 치과의사로 일하던 1931년에 "왜 점점 충치 환자들이 많아지고 아이들의 덧니, 돌출 입, 부정교합이 심해지는가?" 의문을 품었습니다. 질문에 답하기 위한 탐구를 시작했지요. 전 세계를 여행하며 고립되어 살아 현대 식품의 영향을 받지 않은 사람들을 찾아 식단과 건강을 기록하고 연구했습니다. 프라이스 박사의 '식습관, 영양 및 건강에 대한 연구Nutrition and Physical Degeneration'는 식품에 기반을 둔 연구로 우리에게 많은 시사점을 줍니다.

다양한 원시 부족의 식생활을 연구한 프라이스 박사는 칫솔도 없는 그들이 충치도 없고 교정도 필요 없는 매우 건강한 치아를 가지고 있다는 사실을 발견했습니다. 또 얼굴 구조 발달이 놀랍도록 아름답고 노인들이 오랫동안 건강하게 사는 것도 관찰했습니다.

현대 식품을 받아들이기 전 원시부족의 얼굴 구조와 치아

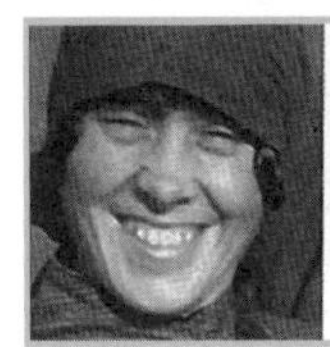
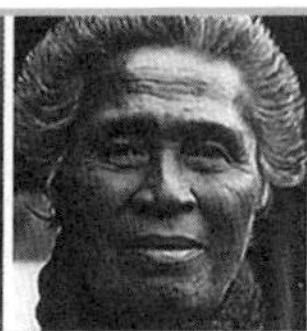
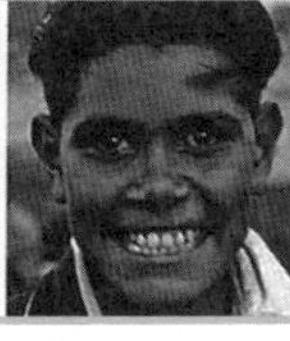
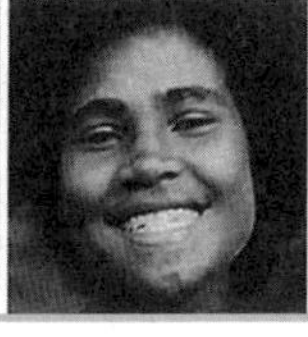
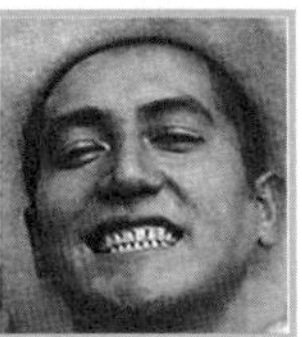

프라이스 박사는 전통 부족이 먹는 음식에 대한 현장 연구를 벌였습니다. 그 결과 충치 뿐 아니라 비강이 좁아져 입으로 숨을 쉬는 아이들, 좁은 얼굴과 구개 때문에 치아가 들어갈 공간이 부족하여 생기는 덧니, 부정교합 등의 신체적 퇴화가 음식 때문이라는 사실을 알게 됩니다. 현대 식품인 밀가루, 설탕, 가공유, 정제 가공식품 섭취 때문에 치아를 비롯한 신체적 문제가 생겼다는 결론을 내립니다. 즉 현대 식품이 지용성 비타민으로 가득한 전통적인 식단을 대체할 때 치아와 관련된 질병, 신체적 퇴화가 발생한다는 뜻입니다. 전통적인 부족의 식단 중 대부분은 '소고기, 양고기, 사냥감, 내장육, 가금류, 목초지에서 자란 동물의 달걀'이었습니다.

프라이스 박사는 현대식(미국 농무부의 식품 피라미드에 기반한 표준 미국식 식단)과 비교했을 때 자신이 연구한 원주민이 지용성 비타민을

10배 더 많이 섭취한다는 사실을 발견했습니다. 전통 부족은 이러한 지용성 비타민을 함유한 식품을 특히 임신 전, 임신 중, 수유 중인 여성과 성장 중인 아동, 그리고 노인에게 우선순위를 두고 풍부하게 섭취할 수 있도록 주었다는 사실을 알게 되었습니다.

지용성 비타민 중 비타민 K2는 상상 이상으로 우리 인체에서 중요한 역할을 하는 영양소입니다. 몸속의 미네랄 활용, 충치 예방, 성장과 발달에 도움을 주고 정상적인 생식에도 관여합니다. 뇌의 주요 구성 요소이며 심장병으로 발전할 수 있는 동맥 석회화를 방지합니다.

비타민 K2는 프라이스 박사가 연구한 다른 두 가지 '지용성 활성화제'인 비타민 A와 D를 만나 시너지 효과를 발휘합니다. 비타민 A와 D는 세포에 신호를 보내 특정 단백질을 생성하고 비타민 K는 이러한 단백질을 활성화합니다. 비타민 K2는 안면 뼈의 발달에 중요한 역할을 합니다. 프라이스 박사가 전통 집단에서 관찰한 넓은 안면 구조와 건강한 치아는 산업화되지 않은 사람들의 식단에 비타민 K2가 풍부했다는 사실을 의미합니다.

2015년에 웨스턴 프라이스 재단은 여러 식품의 비타민 K2 함유량에 대한 실험실 테스트를 합니다. 상위에 있는 식품은 모두 동물성 식품이며 대부분이 100퍼센트 지방이거나 지방 함량이 매우 높은 음식이라는 공통점을 가집니다. 단, 의미 있는 양의 K2는 풀 먹은(목초) 동물로부터 나온 식재료에 존재합니다. 비타민 K2 는 비타민 A, D와 함께 있을 때 시너지 효과가 생기므로 영양제로 섭취하기보다는 음식

비타민 K2(MK4)가 함유된 음식과 함유량

순위	음식	K2(ng/g)	MK4(%)
1	호주산 에뮤 오일	12,000	99.95
2	거위 간 파테	3,700	100
3	오리 지방	3,700	100
4	달걀노른자(자연 방목)	352	100
5	달걀노른자(일반 사육)	317	100
6	기버터	316	100
7	버터오일	221	100
8	버터	216	100
9	돼지 지방(라드)	172	100
10	닭 간(자연 방목)	103	91
11	체다치즈	99	16
12	소 지방(탤로우)	70	100
13	닭 간(일반 사육)	35	56
14	닭고기	9	100

비타민 K2는 MK4 형태일 때 몸속에서 유의미하게 활성화됩니다. 비타민 K2 함유량이 많다고 하더라도 MK4가 아닌 다른 형태를 띠었을 때는 생체이용률이 매우 낮아 효과가 없다고 보아도 무방합니다. 치아, 뼈 건강 및 전반적인 성장과 발달에 있어서 중요한 역할을 하는 K2는 모두 MK4 형태입니다.

으로 섭취하는 쪽이 부작용도 없고 효과적입니다. 목초 동물의 지방과 단백질에는 비타민 K2 뿐만 아니라 비타민 A와 비타민 D도 함께 들어 있기 때문입니다.

현대 식단은 전통적인 부족의 식단과는 매우 다르게 많은 양의 동물성 식품 섭취를 해악이라고 생각하여 거의 모든 사람이 그 정도가 다를 뿐, 어느 정도의 결핍을 가지고 있습니다.

많은 사람들이 가족의 건강을 위해 어떤 영양제를 먹어야 할지 고민합니다. 하지만 영양제가 아닌 최적의 음식을 먹는 일부터 시작하는 것이 현명하다는 사실을 꼭 말씀 드리고 싶습니다. 진실은 상당히 복잡하지만 무엇이 진짜 효과가 있는지 찾으려면 직접 경험해 본 사람들을 통하면 됩니다. 부자가 되기 위해서는 부자의 생활습관을 따라하는 방법이 가장 효과적인 것처럼 말입니다.

인류 역사에서 지금보다 만성질환이 문제가 되는 시기는 없었습니다. 현대의 우리는 어릴 때부터 언론, 정부, 학교 시스템이 광고하고 강요한 식품 때문에 병들어 가고 있습니다. 밀가루, 설탕, 가공 지방, 중독성 첨가물에 무방비 상태로 노출된 환경 속에 살면서 배만 채울 뿐 영양은 채우지 못하고 식품 대기업의 배만 불리는 상황이 되었습니다.

얼굴뼈와 치아의 발달은 산모가 가진 또는 섭취한 비타민 A, D, K의 영향을 많이 받습니다. 건강하고 예쁜 골격과 치아를 가진 아이를 출산하고 싶다면 산모의 영양 섭취가 무엇보다 중요합니다. 출산은 이미 끝났다고요? 괜찮습니다. 다시 출산 전으로 돌아갈 수는 없지만 내 아이와 가족의 뼈 건강과 충치 예방을 위한 노력은 풍부한 지용성 비타민(특히 K2) 섭취로 가능합니다. 그리고 그것이 내 아이가 출산하게 될 아이의 유전자를 변화시킬 수 있다면 그것 또한 충분히 가치 있는 일이 될 것입니다.

K2를 섭취할 수 있는 간단 요리

- 지방이 풍부한 소고기 구이(삼겹양지, 차돌박이, 갈비살 등)
- 덕팻을 사용한 각종 요리
- 라드로 부친 달걀프라이 등 달걀 요리
- 동물성 크림을 넣어 조리한 소고기 스트레가노프
- 지방을 걷어 내지 않은 사골국
- 사골국물을 활용한 각종 국, 찌개류
- 닭 간 파테 또는 닭 간 채소볶음
- 비살균 치즈 버터 샌드

이렇게 좋아졌어요! ❸

자폐 스펙트럼, 식단과 함께 맞이한 변화

식단으로 자폐 스펙트럼을 고친
정인이 이야기

정인이는 생후 25개월 무렵인 2021년, 급격한 퇴행으로 언어를 소실한 중증 자폐 스펙트럼 진단을 받았습니다. 또래 아이들과 다른 줄은 알고 있었지만 그 사실을 받아들이기까지의 과정은 생각보다 고통스러웠습니다. 하지만 괴로워만 하고 있을 수는 없었습니다.

처음 진단을 받은 날 저와 제 아내는 정인이를 위한 치료법이 이 세상 어딘가는 있겠지, 하는 간절한 믿음으로 자폐 스펙트럼 증상과 치료법에 대해 집요하게 파고들기 시작했습니다. 공부를 하면 할수록 병원 약만으로는 자폐 증상을 치료할 수 없음을 알게 되었습니다. 약물과 여러 가지 치료는 증상이 악화되지 않고 사회에 적응할 수 있도록 돕는 훈련일 뿐이었습니다.

어쩌면 무모하다 생각할 수도 있지만 간절한 희망으로, 하지 않는

초기 치료

	생후 25개월	생후 26개월	생후 29개월
식단	GFCF (그레인 프리, 카제인 프리)	GFCF + SF (슈가 프리[6]), 지연성 알레르기 음식 배제 식단(2개월 유지)	GFCF + SF + 케톤 식단 (저탄수화물 고지방 식단) 으로 강화 (약 11개월 유지)
보충제	소화효소, 위산강화제, 마그네슘, B6, 유산균	유산균 균주 바꿈, 비타민 B복합, DMG	코큐텐 (유산균은 끊음)
주 치료제	한약	한약 유지	한약 유지

편보다는 나을 것이라는 작은 기대를 안고 저희 부부는 기능의학적(생의학적) 치료법을 선택했습니다. 기능의학적 치료와 동시에 일반 식단이 아닌 파격적인 식단도 실천했습니다.

치료를 시작하고 1년간은 아이의 상태가 들쑥날쑥했습니다. 치료 초반, 급격한 호전을 보이다가 정체기가 오기도 했습니다. 곡물과 카제인, 설탕을 뺀 식단을 강화하고, 지연성 알레르기 검사 결과에 따라 보충제를 추가하면 조금씩 좋아지기도 했습니다.

생후 29개월째에 케톤 식이에 들어가면서 반짝 성장이 있었지만 그 후 기나긴 정체기가 왔습니다. 꾸준히 치료법에 대해 공부하던 중

6 설탕을 포함하지 않는 식단으로 식재료에 쓰이는 설탕 자체뿐 아니라 과당이 있는 과일도 피한다.

의학 박사인 페트릭 네메첵의 자폐 치료 방법인 네메첵 프로토콜[7]과 팔레오 메디시나[8]를 알게 되었고 2개월간 영국의 웨스턴 프라이스 재단이 추천하는 식단에 대해서도 공부했습니다.

42개월부터는 그동안 사용했던 주 치료제인 한약과 보충제를 유지한 채 정인이의 식단을 카니보어, PKD, GAPS, 웨스턴 프라이스 재단 식단 순서로 바꾸었고 정인이의 상태도 식단의 순서대로 전환기를 맞이하게 됩니다.

이 시기에는 보충제를 줄이는 대신 보충제보다 더 영양이 가득한 음식으로 대체하였습니다. 아이는 점핑을 하게 되었고, 치료 시작 2년

7 네메첵 프로토콜Nemechek Protocol은 네메첵 박사가 고안해 낸 식단으로 자폐치료에 효과적인 방법으로 알려져 있다. 체내 염증을 줄이고 프로피온산 수치를 낮추는 것을 치료의 근간으로 한다. 프로피온산은 장내 박테리아가 만들어 낸 화학물질로 프로피온산 과잉이 ADD, ADHD, 자폐 스펙트럼을 일으킨다고 알려져 있다. 이 치료법은 올리브오일, 오메가-3, 이눌린(장내 유익균의 먹이가 되는 프리바이오틱스) 등의 섭취를 권한다.

8 팔레오 메디시나Paleo Medicina는 헝가리 부다페스트에 위치한 의료 집단이다. 팔레오 케톤 식단인 PKDPaleolithic Ketogenic Diet를 통해서 외상, 감염, 외과적 치료를 요하는 질병을 제외한 모든 질환을 치료하는 것에 목적을 두고 있다. https://paleomedicina.com/en

9 카니보어Carnivore는 육식동물을 뜻하는 말로 100퍼센트 육식 식단을 말한다. 목초 사육 반추동물의 고기를 중요하게 생각하며 각종 동물성 식품(어패류, 갑각류 포함)을 섭취하는 식단이다.

10 팔레오 케톤 식단인 PKDPaleolithic Ketogenic Diet는 유기농 목초 사육 고기를 내장(간, 뇌, 골수)과 함께 먹는 식단이다. 식물성 식품은 제외하고 (증상에 따라 소량의 유기농 과일이나 채소 가능) 지방과 단백질을 8:2의 비율로 섭취하도록 한다.

11 GAPSGut and Psychology Syndrome는 신경학, 영양학 박사인 나타샤 캠벨 맥브리지Natasha Campbell McBride가 만든 용어다. 몸이 소화하기 어려운 음식과 장내 유해 세균 총 제거에 초점을 둔 식단이다. 장 내벽이 치료될 수 있도록 영양소가 풍부한 음식을 섭취할 것을 권장한다. 『발달장애 자연치료 식이요법 갭스』로 번역된 책이 국내에 출간되어 있다.

	생후 42개월
식단	카니보어[9] → PKD[10] → GAPS[11] → 웨스턴 프라이스 재단 식단
보충제	코큐텐
주 치료제	한약

만에 주 치료제인 한약을 끊고 식단과 보충제의 조합으로 6개월을 유지했습니다.

정인이의 몸에 조금이라도 영향을 끼칠 수 있다고 생각되는 채소와 식물성 식품은 식단에서 모두 배제하고 동물성 식품으로만 식단을 꾸리고 있습니다. 동물성 음식 중에서도 영양소가 풍부한 적색육과 동물의 내장을 먹고 있으며 생지방과 버터를 먹습니다. 식단에 반드시 건강하게 길러진 닭이 낳은 달걀노른자와 뼈를 우린 육수도 포함시킵니다.

아이는 25개월에 중증 자폐 진단을 받았지만 지금은 일반 어린이집에 다니고 있습니다. 진단을 벗어난 상태로 약간의 기질은 남아 있지만, 일반 초등학교에 가더라도 학급에 한두 명 정도 있는 조금 특이한 아이로 지낼 수 있는 상태입니다. 언어치료센터에서도 예상보다 훨씬 빠르게 성장했다고 저희 식구들의 치료 방향과 철학을 높게 산다고 말씀해 주셨습니다. 지금은 주 1회 하던 언어치료도 종결했고, 취학 전 아동의 수용과 표현 언어 발달 척도를 측정하는 PRES검사 결과도 정상 범주였습니다. 어휘력검사에서도 또래 아이들과 비슷하거나 앞서는 결과가 나왔습니다. 얼마 전부터는 태권도장을 다니는데, 단체수업이고 기합소리와 관장님의 엄한 규율이 있는데도 잘 따르고 적응도 잘 하고 있습니다. 그러나 그 무엇보다 더 중요한 변화는 정인이가 아주아주 신나한다는 사실입니다.

정인이와 저희 식구들이 거쳐 온 3년간의 긴 여정이 아이들의 건강 문제로 몸과 마음이 지친 부모님들께 도움이 되었으면 하는 마음에서 용기 내어 사례를 나눕니다. 포기하지 마세요. 우리가 먹고 있는 음식들이 우리의 몸과 마음, 뇌를 좌우한다고 생각합니다. 그걸 정인이가 보여 주었습니다.

'ASD(발달장애) 치료연구소'라는 네이버 카페가 있습니다. 웨스턴 프라이스 재단이 추구하는 식단과 마사지, 바깥 놀이, 독소 차단을 통

현재 치료

	현재
식단	소간, 소내장(염통, 지라, 콩팥), 소의 생 지방(고체 지방), 유기농 방목 달걀노른자, 비정제 생꿀raw honey, 생 버터, 코코넛크림, 뼈를 우린 육수
보충제	비타민 K2 MK4
주 치료제	중단

해 자폐나 ADHD를 치료하는 부모들의 비영리 모임입니다. 이곳에 오시면 정인이처럼 자폐에서 회복된 아이들의 사례가 많습니다. 부모님의 공부와 노력이 많이 필요하지만 그만큼 부모님들과 아이들에게 큰 보상을 가져다 줄 것이라 생각합니다.

PART. 4

4주 만에 4배 건강해지는 건강한 편식 7가지 원칙

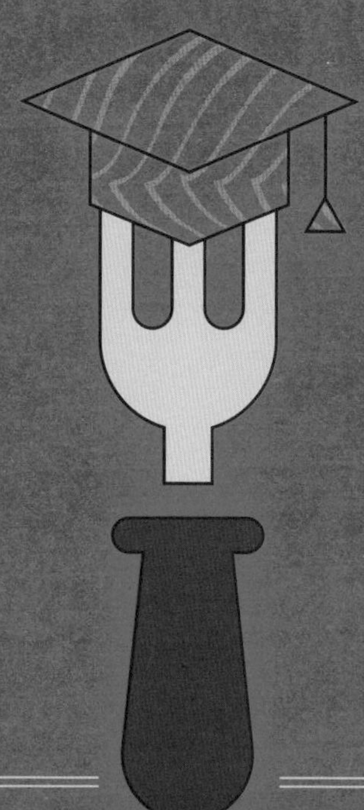

건강식 대신 건편식 ①

식물성 기름은 주방에서 퇴출

1989년 11월, 우지(소기름) 파동이 있었습니다. 당시 업계 1위였던 삼양라면이 우지를 사용해서 라면을 만든다는 내용의 투서가 언론사에 들어가 대대적인 보도가 이뤄졌습니다. 이 사건으로 라면 시장 부동의 1위였던 삼양라면은 엄청난 손실과 함께 농심에게 밀려 2위로 내려앉았습니다. 사람들은 삼양라면이 우지를 사용한다는 사실에 왜 그렇게 광분했을까요?

식물성 기름이 건강한 선택이며 동물성 기름은 혈관을 막는 못된 기름이라고 알고 있었기 때문입니다. 그래서 현재도 수많은 사람들이 삼겹살에서 지방을 떼고 먹고, 요리에 쓰는 식용유를 모두 식물성 기름으로 사용하는 것일 테지요.

하지만 사실 식물성 기름은 과거 공업용 윤활유로 쓰이다가 대규모 식품회사의 농간으로 식용으로 둔갑했으며, 식물성 기름의 제조 과정에 엄청난 화학적 공정이 필요해 식물성 기름의 섭취로 심각한 건강 문제가 생길 수 있다는 점을 알고 계신가요? 반대로 동물성 지방은 많은 필수 영양소를 가지고 있으며 건강을 개선하는 기능도 한다는 사실은 알고 계신가요? 위의 두 가지 내용이 진실이라면 여러분은 어떤 기름을 선택하시겠습니까?

위험한 식용유의 탄생

과거에도 씨앗에서 짜낸 씨앗 기름은 존재했습니다. 하지만 5스푼의 해바라기씨유를 얻기 위해서는 3000여 개 정도 되는 엄청난 양의 해바라기 씨앗이 필요하다 보니 원래 씨앗 기름은 가격이 매우 비쌌습니다. 상위 계층에서만 쓸 수 있는 고급 기름이었지요. 지금 우리가 쓰는 저온 압착 들기름이 식용유보다 훨씬 비싼 것과 비슷한 이치입니다. 그래서 100여 년 전 대부분의 사람들은 요리에 탤로우, 라드, 덕팻과 같은 포화지방 비율이 높은 동물성 지방을 사용하였으며 식물성 기름은 코코넛오일이나 팜유를 사용했다고 합니다. 현재 우리가 식용유라고 부르는 옥수수유, 포도씨유, 해바라기씨유 등 공장에서 만들어진 초가공식품 식용유의 역사는 고작 100여 년 정도밖에 되지 않습니다.

1911년 비누 사업가인 윌리엄 프렉터와 제임스 갬블은 P&G라는 비누회사를 창업합니다. 당시는 동물성 지방을 비누에 사용하던 때였는데 두 사람은 원재료 가격을 줄이기 위해 비누 제조에 면실유 사용을 시도합니다. 미국에서 목화산업이 한창이던 200여 년 전, 면실유는 목화 작업의 부산물이었고 주로 램프 오일이나 기계의 윤활유로 쓰던 액체 기름이었습니다. P&G는 독성이 강해 산업폐기물로 처리되던 면실유를 고체로 만드는 수소화 과정을 거쳐 비누를 제조했을 뿐 아니라 폐기물인 면실유로 크리스코Crisco라는 요리용 기름을 대량으로 만들기 시작합니다.

P&G는 수익창출을 위해 5000만 달러(현재 가치로 따지면 대략 3조 원 이상)를 들여 요리유로 크리스코를 사용하자는 내용의 캠페인을 진행했습니다. 이뿐 아니라 미국 심장협회에 1700만 달러를 기부하는 등 엄청난 사업적 수완을 발휘합니다. 이후 미국 내 상품 판매량이 폭증했고 100년도 채 안 되는 짧은 시간 안에 윤활유로 쓰이던 식물성 지방이 건강한 동물성 지방을 완전히 대체하게 됩니다.

미국 심장협회는 순수한 의학 단체가 아닙니다. 당시 미국 심장협회는 1924년에 작은 사무실 하나를 얻어 설립한 보잘것없는 단체였으나 P&G의 기부를 받아 규모를 키우고 엄청나게 영향력 있는 기관이 되었습니다. 마트의 수많은 가공식품과 통조림에 붙어 있는 미국 심장협회의 보증마크를 찾아보세요. 캘로그, 캠벨스, 펩시, 서브웨이 등이 미국 심장협회에 자금을 지원하는 대표적인 가공식품 회사입니다. 미국 심장협회가 식물성 기름을 승인한 것은 식물성 기름이 건강에 좋다는 의학이나 과학의 논리에 근거한 것이 아니라, 식물성 기름 산업과의 거래에서 출발한 일입니다. 이후 식물성 기름은 천사, 포화지방인 동물성 기름은 악마라는 프레임은 앤셀 키스Ancel Keys의 지질 가설로 더욱 더 힘을 얻습니다.

앤셀 키스는 포화지방의 섭취와 심혈관 질환 사이에 유의미한 상관관계가 있다는 지질 가설을 내세워 연구를 했습니다. 실제로 동서양의 22개국을 조사해 포화지방 섭취와 심혈관 질환 사이에 아무런 상관관계가 없다는 사실을 알게 되었지만 자신의 가설을 증명하기 위해 7개국의 연구만을 결과 자료로 사용하여 가설을 증명하게 됩니다. 타임지에 앤셀 키스의 가설이 사실처럼 보도되기 시작하면서 동물성 지방은 설 자리를 잃게 되는 슬픈 현실이 가속화됩니다.

이렇게 미국에서 시작된 잘못된 가설의 확산으로 인해 이를 아무런 의심 없이 받아들인 대부분의 사람들은 동물성 지방을 멀리하고 마트에서 살 수 있는 식물성 기름을 요리유로 사용하게 되었습니다. 시중에는 저지방 우유 등 저지방 식품들이 건강식품이라는 타이틀을 가지고 널리 유통되기 시작합니다. 우리 건강의 적신호는 이때부터 시작된 것입니다.

100년 전 폐기물인 면실유로 만들어진 식물성 기름은 당연히 건강에 좋지 않겠지만 콩기름이나 포도씨유, 현미유 등 현재 우리가 먹고 있는 씨앗 기름은 좋은 기름이 아니냐고 물어보신다면 그건 절대 아닙니다.

식물성 기름 섭취가 가져온 결과

우리가 사용하는 씨앗 기름(씨앗에서 추출하는 기름, 콩기름, 해바라기씨유, 포도씨유, 현미유 등인데 편의상 이후부터는 식물성 기름으로 통칭)은 일반적인 압착 방식으로는 아무리 짜도 대량의 수요에 맞출 수 있을 만큼의 요리용 기름이 나오지 않기 때문에 자연적인 방법으로는 만들기가 불가능합니다. 그래서 씨앗에 열을 가하면서 핵산이라는 석유 화학 용매로 기름을 추출합니다. 산업 폐기물과 같은 기름이 17번 정도

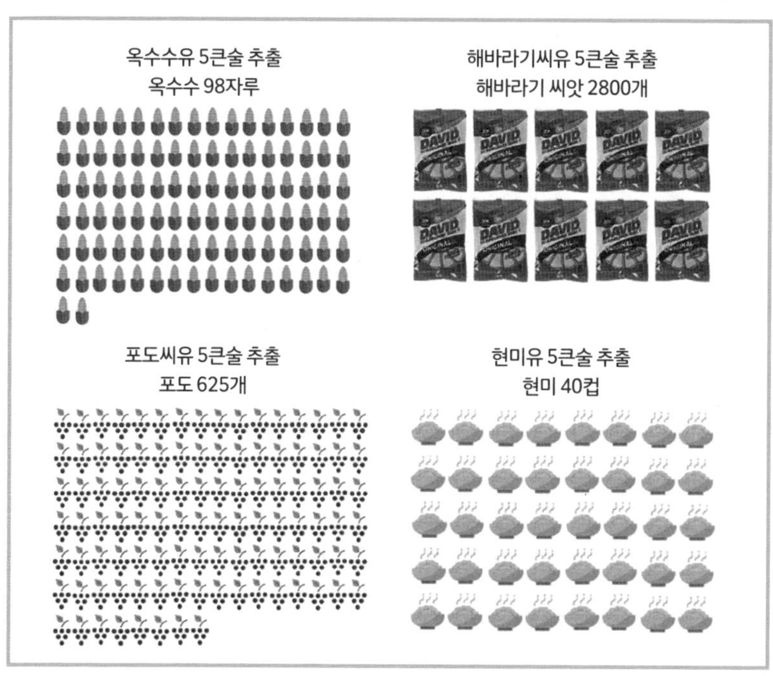

출처: jeffnobbs.com

의 표백, 탈취 과정과 가공 과정을 거치고 수많은 화학약품까지 사용한 후에야 지금의 식용유가 만들어집니다.

멕시코 레스토랑에서 토르티야로 섭취하는 옥수수유는 5큰술 정도입니다. 이 정도 기름을 실제 옥수수를 먹어서 섭취하려면 98자루를 먹어야 합니다. 감자칩 한 봉지는 해바라기씨유가 약 5큰술 정도 들어 있는데 해바라기씨 2800개(해바라기씨 10봉지에 해당)를 먹어야 하는 양입니다. 콩기름 5큰술에 해당하는 양의 기름을 얻으려면 익힌 콩 5컵, 약 2500칼로리를 먹어야 합니다. 전형적인 태국 레스토랑 카레에는 콩기름 4큰술 정도가 들어갑니다. 즉, 평균 2000칼로리 식단의 경우 태국 카레에 들어 있는 콩기름 양을 섭취하려면 콩만 먹는 식단을 해야 한다는 말입니다.

일부 고급 레스토랑에서는 포도씨유 또는 현미유를 선택합니다. 포도씨유 1큰술을 섭취하려면 먼저 이를 갈아서 포도 125개를 먹어야 하고, 5스푼을 섭취하려면 포도 625개를 먹어야 합니다. 레스토랑에서 현미유 1큰술을 먹는 일은 현미 8컵을 먹는 것과 같습니다. 미국인이 평균적으로 매일 먹는 식물성 기름 양만큼 섭취하려면 현미 40컵 가까이를 먹어야 합니다.

식물성 기름을 먹을 수 있는 물질로 만들기 위해 필요한 가공 공정까지 생각한다면 현미유를 비롯한 각종 식물성 기름을 건강식품이라고 부르는 것이 과연 옳은 일일까요?

1900년대에는 거의 없었던 식물성 기름이 1950~1960년대를 지나오면서 급격히 늘기 시작했고 2020년 기준 미국인의 1일 칼로리의 20퍼센트를 식물성 기름이 차지하게 되었습니다. 미국의 식물성 기름 소비 증가, 동물성 지방의 소비 감소, 식이 권장 사항의 변화는 심장병, 당뇨병, 암과 같은 만성질환의 증가로 이어졌습니다. 1970년대까지 미국의 비만 인구 비율은 15퍼센트 남짓이었지만 동물성 지방과 육식 섭취를 심혈관 질환의 원인으로 만든 1980년대부터 비만률이 꾸준하게 증가했습니다. 식물성 기름과 곡물을 권장한 미국은 현재 성인 5명 중 2명이 비만일 정도로 심각한 수준입니다.

미국인의 식물성 기름 섭취량

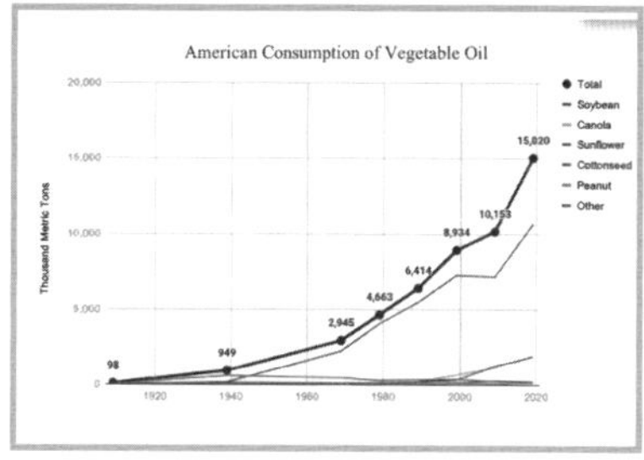

미국의 만성질환 인구

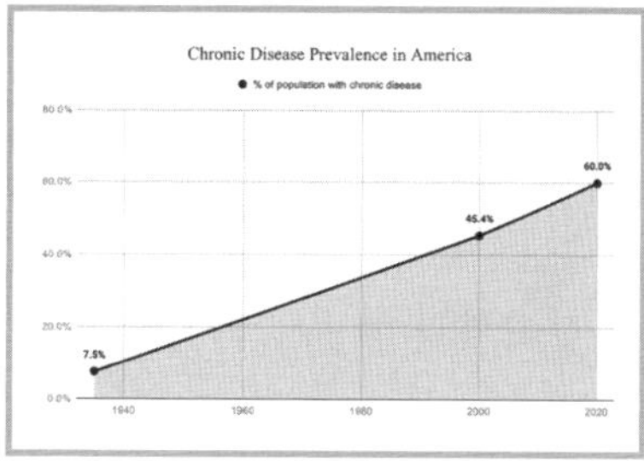

식물성 기름은 제조과정의 문제점도 있지만 식물성 기름이 건강에 해로운 이유를 말하려면 식물성 기름이 무엇인지부터 살펴봐야 합니다. 식물성 기름은 지방 분자로 구성되어 있으며 지방 분자는 주로 지방산으로 구성되어 있습니다. 지방산에는 여러 종류가 있으며 각각 신체에서 다른 역할을 합니다.

대부분 식물성 기름의 주요 지방산은 리놀레산으로, 오메가-6 지방의 일종입니다. 식물성 기름의 오메가-6 함량이 식물성 기름을 독이라 말하는 주요한 원인이기도 합니다.

오메가-6 지방은 극히 소량 필요하지만 과도하게 섭취하면 우리 몸 전반에 염증을 유발합니다. 만성 염증은 오늘날 많은 사람들이 갖고 있지만 해결하지 못하는 질병의 근원으로 거론되나[1] 이는 빙산의 일각일 뿐입니다. 식이 오메가-6는 전 세계에서 가장 큰 사망 원인이기도 한 심장병을 포함해 각종 만성 질환과 건강 악화에 가속패달을 밟아 줍니다.[2]

동물성 지방 섭취의 이점

혹시라도 동물성 지방은 상온에서 고체 상태로 굳어져 있으니 몸속에 들어가서 혈관을 막지 않느냐고 걱정하시는 분들이 있을지도 모르겠습니다. 고체지방은 35도씨부터 녹습니다. 버터를 손에 쥐고 있으면 다 녹아서 액체가 되는 것을 떠올리면 이해가 조금 쉬울 수도 있겠습니다. 우리 몸은 하수구처럼 단순한 관으로 구성되어 있지 않습니다. 하수구에 동물성 지방을 버리면 관이 막혀 버리는 것처럼 우리가 포화지방을 먹으면 혈관이 막힌다고 말씀하시는 분들이 많아서 안타깝습니다. 포화지방은 혈관으로 바로 들어가지 않습니다. 리포

1 https://pmc.ncbi.nlm.nih.gov/articles/PMC3335257/
2 https://www.bmj.com/content/346/bmj.e8707

프로틴(지단백)이라는 캡슐 운반체계에 의해 몸속 구석구석 운반되므로 걱정하지 않으셔도 됩니다. 혈관이 콜레스테롤에 의해 막히는 이유는 염증 문제고 염증은 포화지방이 아니라 가공된 식물성 기름과 과도한 설탕 섭취가 원인입니다.

처음에는 동물성 지방의 많은 장점을 받아들이기 어려울 수도 있습니다. 너무나도 오랜 시간 동안 식물성은 좋은 것, 동물성은 나쁜 것으로 세뇌를 당했기 때문입니다. 버터, 라드, 탤로우, 덕팻 같은 동물성 지방은 수십 년 동안 억울하게 누명을 썼습니다. 최근 연구에 따르면 동물성 지방은 절대 해롭지 않으며 오히려 우리 건강에 유익합니다. 동물성 지방은 건강한 포화지방 함량이 높을 뿐 아니라 비타민 A, 비타민 D, 비타민 E와 비타민 K를 포함하여 우리 몸이 제대로 기능하는 데 필요한 필수 영양소의 풍부한 공급원입니다. 포화지방은 호르몬 생산, 뇌 기능 및 전반적인 건강에 매우 중요합니다.

또한 동물성 지방은 식물성 기름보다 고온에서 더 안정적이어서 요리에 이상적입니다. 식물성 기름은 제조 과정에서부터 이미 산패된 기름이 대부분이며 그렇지 않은 식물성 기름이라고 하더라도 열을 가하면 산패되어 위험합니다. 반대로 동물성 지방은 고온에서도 매우 안정적이라 산패 가능성이 매우 적습니다.

식물성 기름이 어떻게 생겨났는지, 어떤 화학 가공을 거쳐 만들어졌는지를 안다면 식물성 기름을 요리유로 사용하거나 식물성 기름이 들어간 제품을 건강 제품이라고 생각하고 먹을 수는 없습니다. 공업

윤활유와 다를 바 없는 식물성 기름이 들어간 갖가지 가공식품을 아이들에게 절대 먹여서는 안됩니다.

공장에서 대량 생산된 식물성 기름, 당장 주방에서 다 치우셔야 합니다. 몸에 좋은 음식 아무리 잘 챙겨도 씨앗에서 짜낸 식물성 기름을 빼지 않으면 건강해지기 힘듭니다. 공장에서 생산되는 초가공식품은 우리 몸에 염증을 유발합니다. 수만 가지 질병의 시작은 대부분 몸속의 염증부터입니다.

식단에 무엇을 넣느냐 보다 무엇을 빼느냐가 더 중요할 수 있습니다. 우리 아이 식단에 변화를 주어야 합니다. 가장 우선순위에 둘 부분은 식물성 기름 빼기입니다. 초가공식품인 식물성 기름 대신 동물성 지방을 채워 주세요. 건강은 저절로 따라옵니다.

건강을 위한 지방 선택의 기준

	더하기	주의 필요	빼기
종류	• 천연버터 • 라드 • 탤로우 • 덕팻	• 코코넛오일 • 올리브유 • 아보카도유 • 참기름 • 들기름	• 가공버터 • 마가린 • 쇼트닝 • 대두유 • 포도씨유 • 카놀라유 • 해바라기씨유

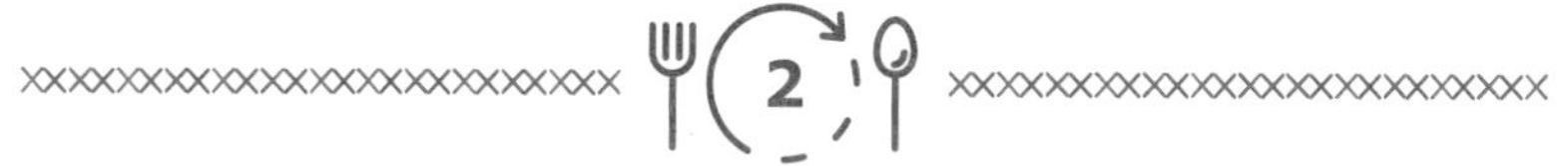

건강식 대신 건편식 ②

고기를 주식으로, 밥은 반찬으로

미국 농무부USDA가 만든 음식 피라미드는 건강한 식단을 위한 가이드라인으로 널리 알려져 있습니다. 초등학교 5학년 실과 책에는 미국 농무부가 만든 음식 피라미드를 바탕으로 한 식품 구성 자전거가 실려 있고 학교에서도 별다른 의심 없이 이를 기반으로 식품 영양 교육을 실시합니다.

음식 피라미드의 배신

우리나라 보건복지부에서 만든 식품 구성 자전거는 곡물, 과일·채소,

유제품, 단백질 식품 등을 균형 있게 섭취하기를 권장합니다. 하지만 탄수화물 중심의 식단을 기반으로 하며, 지방과 단백질 섭취는 상대적으로 적은 편입니다. 뭐든 골고루 먹어야 좋다는 우리의 생각은 이런 음식 피라미드부터 시작된 프레임입니다.

보건복지부의 지침에 따라 탄수화물과 채소를 주재료로 하여 먹는 식사는 과연 건강한 식사일까요? 탄수화물은 우리 몸에 들어가면 당과 같은 작용을 합니다. 우리가 주식으로 삼는 밥은 전분 형태의 탄수화물을 많이 함유하고 있으며, 전분은 소화 과정에서 포도당으로 분해되어 몸에 흡수됩니다. 이 포도당은 근육 속 글리코겐 형태로 1차 저장된 뒤 남은 것은 간으로 가서 글리코겐과 지방으로 전환됩니다. 디저트나 간식으로 먹는 과일(과당)은 근육에 저장되지 않고 바로 간으로 가서 지방으로 전환됩니다. 그래서 과당은 지방간, 인슐린 저항성, 체중 증가(비만), 고혈압, 심장병, 치매, 당뇨, 암의 원인이 됩니다. 간으로 간 일정량 이상의 탄수화물(포도당, 과당)은 모두 중성 지방으로 우리 몸에 저장됩니다.

밥에 비해 고기는 탁월한 영양 성분을 가지고 있습니다. 신체 성장과 뇌 발달에 좋은 성분도 거의 동물성 음식입니다. 몸보신이라는 말을 떠올릴 때 어느 누구도 고봉밥과 나물 반찬을 떠올리지 않습니다. 꼬리곰탕, 삼계탕처럼 콜라겐과 단백질, 지방이 풍부한 탕류, 소고기와 양고기 같은 고기류, 장어구이나 전복 같은 해산물 등을 떠올립니다. 이 음식들 모두가 사실은 단백질뿐만 아니라 각종 미네랄과 비타민을 포함한 지방이 풍부한 육류와 기름진 생선이며 우리에게 에너

식품구성자전거

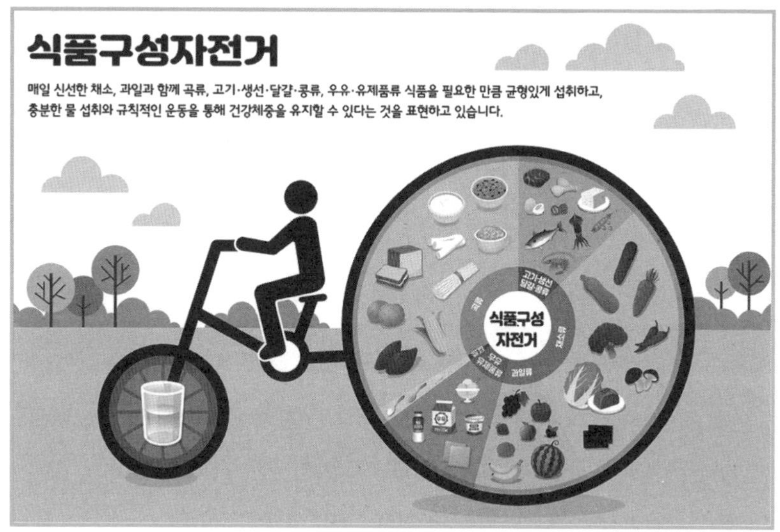

출처: 보건복지부·한국영양학회, 2020 한국인 영양소 섭취기준 활용 연구, 2021

지를 듬뿍 주는 음식입니다.

영양제를 따로 챙겨 먹지 않아도 동물성 식품을 잘 챙겨 먹는 식습관이 내 아이를 건강하게 키우고 나도 건강하게 나이 들 수 있는 지름길이 될 수 있다는 사실은 영양 성분표만 봐도 알 수 있습니다.

우리 식탁에서 탄수화물 함량이 높은 음식이 주인공이 되어서는 안 됩니다. 육류와 어패류 등 동물성 식품을 식탁의 주인공으로 만들어 주세요. 이는 성인이 되기도 전에 성인병을 앓게 되는 우리 아이들의 건강을 개선할 가장 좋은 방법입니다.

"음식 피라미드는 의학자나 과학자들이 만든 것이 아닙니다. 미국 농무부에서 만들었습니다. 사람들이 탄수화물로 배를 채우게 하려는 목적입니다. 우리는 곡물과 당이 주를 이루는 탄수화물을 너무 많이 섭취하고 있습니다. 탄수화물은 소화 과정에서 분해되는데 필요한 포도당의 양을 초과해 많은 양이 남습니다. 이

영양 성분표

식품 (100g당)	소고기	청어	연어알	소간	삼겹살	브로콜리	당근	병아리콩
비타민 A(IU)	5	47	6200	25500	3	0	0	0
비타민 D3(IU)	0	920	12100	80	1.7	0	0	0
비타민 B6 (mcg)	181	302	5800	830	0.1	170	93	200
비타민 B12(mcg)	5	9	18	65	0.8	0	0	0
비타민 C(mg)	2	1	18	23	0.3	115	7	4
엽산(mcg)	3	5	12	220	1	90	37	44
인(mg)	203	250	400	360	210	82	40	353
철(mg)	2.3	1.1	0.6	7.0	2.6	1.3	2.1	5.09
아연(mg)	5.1	1.0	1.0	4.8	7.8	0.6	0.24	3.12
구리(mg)	0.1	0.3	0.3	3.2	0.1	0.1	0.061	0.804
요오드(mcg)	0	28	130	12		15	15	0
오메가-3(mg)	16	1877	3000	54	5029	0	0	0
칼륨(mg)	288	359	210	387	357	303	280	875
마그네슘(mg)	16.7	37	95	18	24	21	12.4	135
칼슘(mg)	4	70	94	5	5	46	30	111

출처: 미국 농무부 푸드 데이터

는 몸에 염증을 일으키고 각종 질병을 유발합니다. 최근 40~50년간 비만 인구도 엄청나게 늘어났습니다. 음식 피라미드의 당연한 결과입니다. 탄수화물은 싸고 맛있고 구하기 쉽고 휴대성도 좋으니까요."

—임상심리학자 조던 피터슨Jordan Bernt Peterson 박사[3]

적색육은 무죄

고기는 억울합니다. 아직도 고기 많이 먹으면 콜레스테롤 수치가 올라가 고지혈증에 걸리고 혈관을 막아서 동맥경화를 일으켜 심장 질환으로 사망하게 된다고 생각하는 사람들이 많습니다. 온갖 양념으로 범벅이 된 양념고기나 햄이나 소시지처럼 가공된 육류가 건강에 해롭다는 연구 결과는 있지만 가공되지 않은 적색육이 암을 유발한다는 연구 결과는 아직까지 찾을 수 없습니다. 오히려 적색육의 섭취 증가는 인간의 산화 스트레스와 염증 지표를 상승시키지 않는다는 연구[4] 결과만 존재합니다. 이 연구에서는 탄수화물 위주의 식단을 하는 사람들이 탄수화물로부터 얻는 에너지를 적색육 200그램(1일 섭

3 캐나다의 임상심리학자이자 토론토 대학교의 심리학 교수. 카니보어 다이어트를 5년 이상 지속하여 우울증을 비롯한 만성질환을 치유.

4 Jonathan M Hodgson 1, Natalie C Ward, Valerie Burke, Lawrence J Beilin, Ian B Puddey, Increased lean red meat intake does not elevate markers of oxidative stress and inflammation in humans, ScienceDirect, 2007.2. p.363-367

취량)으로 대체하고 측정한 지표를 확인하니 산화 스트레스나 염증을 증가시키지 않는다는 결과를 발표했습니다. 그럼에도 불구하고 채식에 기반한 식사를 하면 몸이 더 건강해지고 질병이 치료된다고 믿는 사람들이 많습니다. 과연 그 근거가 무엇일지 생각해 보셨나요?

건강해지기로 마음을 먹고 채식 위주의 식사를 고집하는 사람은 보통 음식뿐만 아니라 생활습관도 함께 고치려고 노력합니다. 채식을 하기로 마음먹고 가공식품을 끊는 순간부터 식물성 기름과 밀가루, 설탕까지 멀어집니다. 술도 끊고 건강에 좋다는 맨발 걷기를 하고 규칙적인 생활을 하려고 식습관 외의 부분도 개선합니다.

반면 고기를 좋아하는 사람들은 고기와 함께 술이나 탄산음료를 많이 먹습니다. 양념 범벅 돼지갈비나 달달한 소불고기를 좋아합니다. 소금만 찍어 먹으면 심심하니까 달달한 양념장이나 쌈장도 함께 곁들입니다. 장 가스를 유발하는 마늘도 함께 먹는 경우가 많습니다. 고기를 다 먹고 나서도 한국인은 밥심이라며 된장찌개에 공깃밥을 먹거나 입가심이라며 새콤달콤한 냉면을 먹습니다. 고기를 많이 먹는다는 죄책감(?)에 장 상태를 고려하지 않고 생채소도 많이 먹습니다.

소고기가 가지는 영양적 장점은 무수히 많습니다.[5] 특히 타우린, 크레아틴, 카르노신, 앤서린과 아미노산이 풍부하게 함유되어 있어 항산화, 항염증 반응은 물론 신경, 근육, 망막, 면역 및 심혈관 기능에 중

5 Guoyao Wu, Important roles of dietary taurine, creatine, carnosine, anserine and 4-hydroxyproline in human nutrition and health, national library of medecine. 2020.2.18.

요한 생리학적 역할을 합니다. 타우린, 크레아틴, 카르노신, 앤서린은 식물에 없으며, 하이드록시프롤린(아미노산)은 식물성 식품에는 미미한 수준입니다. 30그램의 건조된 소고기(냉장 상태로 보면 약 100그램 내외)를 섭취하면 체중이 70킬로그램인 건강한 성인의 타우린과 카르노신 일일 요구량을 완전히 충족할 수 있습니다. 성인뿐 아니라 유아와 어린이에게도 이 5가지 영양소는 면역체계 세포의 신진대사와 기능을 강화하여 박테리아, 곰팡이, 기생충 및 바이러스 감염에 대해 면역학적 방어를 촉진합니다. 소고기를 포함한 적색육은 인간의 성장, 발달, 건강을 최적화하는 기능성 식품입니다.

밥심 대신 진짜 건강한 밥상

오늘도 엄마들은 대한민국 곳곳에서 가족들에게 건강한 밥상을 차려주기 위해 여러 가지 반찬을 만들고 있습니다. 채소를 먹여야 내 아이의 건강을 지킬 수 있다고 생각하여 귀찮고 번거로워도 채소를 다지거나 갈아서 음식에 몰래 넣기도 합니다. 골고루 먹는 데 너무 집중하다 보면 즐거워야 할 식사 시간은 잔소리 시간이 되기도 합니다. "건강에 좋은 채소를 먹어야 한다", "밥을 많이 먹어야 기운이 나니 밥 좀 더 먹어라" 등 부탁과 권유를 가장한 잔소리로 채워진 밥상은 밥상머리 대화를 불가능하게 만듭니다.

괜찮습니다. 밥과 채소, 억지로 많이 먹이지 않아도 됩니다. 고기에

2021년 카니보어 다이어트 연구 통계

Study by Harvard University

2021 Carnivore Diet

Findings from 2029 Participants over 6+ months on a Carnivore Diet

100% of diabetics came off injectable medications

92% of diabetics came off insulin completely

84% of Diabetics came off all oral medications

CRP Inflammatory marker decreased significantly

90% Improvement in all diseases

Average Weight Loss 20lbs

Doctor Kiltz

우리 아이 성장에 필요한 영양소들이 다 들었습니다. 오히려 고기가 주식이 되고 밥과 반찬은 취향에 따라 선택하게 한다면 식사 시간이 훨씬 더 즐거워질 수 있습니다.

조선시대나 전쟁 직후 가난하던 시절, 고기가 귀했기에 우리 조상들은 밥을 많이 먹었습니다. 고기로 배를 채울 수가 없었기 때문입니다. 하지만 그 시절에도 부잣집에서는 고기를 자주 먹었고, 생일날엔 쌀밥과 고깃국, 생선을 먹었습니다. 이제는 우리 스스로 잘못된 상식의 틀을 깨야 합니다. 식사에서 밥은 필수가 아니라는 사실, 채소와 밥 위주가 아니라 고기 위주로 먹어야 더 많은 영양을 챙길 수 있다는 사실을 꼭 기억해 주세요. 영양제로 영양을 채우려고 하기 전에 음식부터 체크해 보는 일이 필요합니다.

"고기가 악마화 되고 식물성 식품이 건강의 핵심으로 대우받는 곡물 기반 사회의 맥락에서, 고기만 먹는 것이 건강에 좋다는 생각은 매우 과격해 보입니다. 그러나 수많은 연구에 따르면 고지방, 저탄수화물의 동물성 식품 위주의 식단은 우리 조상이 거의 200만 년에 걸쳐 식사를 하면서 진화한 방식이었습니다. 하버드의 육식동물 연구 결과가 카니보어 다이어트(육식동물 다이어트)를 하는 사람들에게는 놀라운 일이 아니겠지만 아직은 비주류인 동물성 음식 기반 다이어트가 주류가 될 수 있도록 추가적인 연구가 많이 진행되길 기대합니다."

—2021 하버드 카니보어 다이어트 연구[6] 결과 중 일부 발췌

카니보어 다이어트란?

카니보어carnivore는 '육식동물'을 뜻하는 영어 단어로 우리말로 번역하면 '육식주의자'입니다. 카니보어 다이어트(카니보어 식단)는 동물성 식품만 섭취하는 식단입니다. 고기, 생선, 달걀, 유제품 등 자연 상태에 존재하는 동물, 또는 동물이 생산하는 식품을 먹습니다. 채식주의자의 반대 개념이라 생각하면 쉽습니다.

6 Behavioral Characterristics and Self-Reported Health Status among 2029 Adults Consuming a "Carnivore Diet"
-Current Developments in Nutrition, Volume5,issue12,December2021,nzab133, https://doi.org/10.1093/cdn/nzab133
https://www.doctorkiltz.com/the-harvard-carnivore-diet-study/

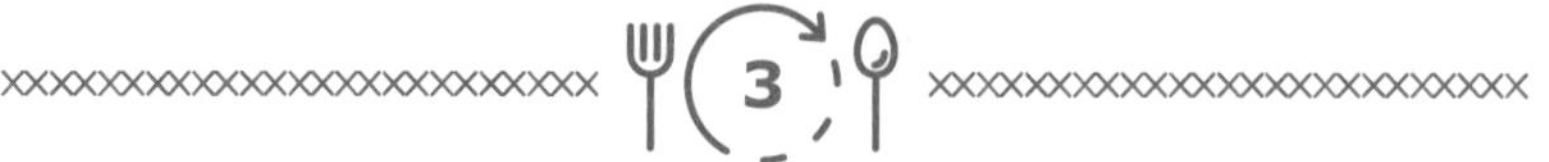

건강식 대신 건편식 ③

지방을 충분히 먹기

“20년 전 의사들은 버터, 치즈, 베이컨, 달걀 등 고지방 음식을 피하라고 말했습니다. 고지방 음식이 콜레스테롤 수치를 올리고 심장 질환을 유발한다는 이유 때문이었습니다. 미국은 지방 섭취를 줄이는 저지방 식단을 권장했고 우리는 지방 대신 더 많은 설탕과 탄수화물을 먹었습니다. 그런데 어떻게 됐을까요? 미국인들은 예전보다 더 살찌고 더 아픕니다. 당시 과학자들은 잘못된 결론을 내렸던 것으로 보입니다. 점점 더 많은 의료전문가들이 체중 증가, 심장 질환 등 많은 질병들이 콜레스테롤 때문이 아니라 ‘염증’ 때문에 발생한다고 말합니다. 즉 콜레스테롤을 높이는 음식을 피하는 게 아니라 염증을 유발하는 음식을 피해야 한다는 것입니다."

—메릴랜드 대학 베버리 테이터Beverly Teter 박사

16시간의 진통을 무통 주사도 없이 씩씩하게 견디며 첫 아이를 낳았습니다. 이제 막 탯줄을 자른 아빠의 손에서 건네져 제 품에 안긴 아기, 그 예쁜 아기의 얼굴을 보며 '눈, 코, 입, 손가락 5개, 발가락 5개…… 휴 다행이다. 있을 건 다 있어'라고 안심한 뒤 속으로 혼자 생각했습니다. '뭐야? 근데 머리가 왜 이렇게 커?'

콜레스테롤 덩어리 '뇌'

아이의 뇌는 태어나기 290일 전에 형성됩니다. 태아는 엄마가 먹은 음식물의 영양분을 탯줄을 통해 받아들여 자랍니다. 그리고 수정된 지 266일 만에 아기로 태어납니다. 사람은 다른 동물에 비해 뇌의 크기가 매우 큽니다. 특히 태아는 몸집 대비 뇌 무게의 비율이 엄청나게 높습니다. 2개월 태아의 뇌 무게는 온몸의 절반, 5개월 태아의 뇌 무게는 온몸의 35퍼센트, 그리고 신생아는 25퍼센트를 차지한다고 합니다. 인간의 뇌는 수분을 제외하면 대부분이 지방으로 이루어져 있으며 체내 콜레스테롤의 25퍼센트가 뇌에 존재합니다.

많은 사람들이 콜레스테롤은 나쁜 것이라고 알고 있는데 왜 우리 몸속 콜레스테롤의 4분의 1이 뇌에 집중되어 있는 걸까요? 이게 다

가 아닙니다. 우리 몸의 모든 세포를 감싸고 있는 세포막, 특히 근육은 콜레스테롤입니다. 콜레스테롤은 신경을 감싸고 있는 신경막의 주성분이기도 합니다. 또 성호르몬, 특히 남성호르몬인 테스토스테론의 합성 재료도 콜레스테롤입니다.

이처럼 콜레스테롤이 우리 몸에서 하는 일이 많고 중요하다 보니 간에서는 콜레스테롤을 직접 만듭니다. 필요한 콜레스테롤의 85퍼센트 정도를 간에서 만들고 15퍼센트 정도만 음식으로 충당하는데, 콜레스테롤이 많은 음식을 먹으면 간이 그만큼 콜레스테롤을 덜 만들어도 되어 더 효율적으로 일할 수 있습니다.

특히 뇌는 콜레스테롤을 꼭 필요로 하는 기관이며 콜레스테롤이 부족하면 기능이 저하됩니다. 혈중 콜레스테롤 수치와 인지기능 연구에서는 콜레스테롤이 200이하로 낮으면 콜레스테롤 수치가 200~239, 또는 240 이상인 사람보다 뇌의 전반적인 인지 기능과 처리 속도, 기억력이 떨어진다는 결과를 보여 줍니다.[7] 뇌기능에 중요한 역할을 하는 신경전달물질(아세틸콜린, 도파민, 세로토닌 등)이 콜레스테롤 없이는 제대로 작동하지 않기 때문입니다. 이를 통해 우리는 콜레스테롤이 우리 뇌에 얼마만큼 큰 영향을 끼치는지, 인간의 건강한 생존에 콜레스테롤이 얼마나 중요한지를 알 수 있습니다. 콜레스테롤은 절대 공포의 대상이 아닙니다.

---

7 Serum cholesterol and cognitive functions: the Lothian Birth Cohort 1936 Published online by Cambridge University Press: 15 July 2014, Janie Corley, John M. Starr and Ian J. Deary

모유도 지방

아기는 태어나자마자 모유를 먹습니다. 지방은 모유의 주된 열량원으로 총 열량의 45~55퍼센트를 차지하며 수분을 제외하면 약 33퍼센트가 지방입니다. 그 중 중성지방이 97~98퍼센트이며 콜레스테롤, 인지질, 스테로이드 호르몬 등으로 구성됩니다. 특히 중성지방은 아기의 뇌 발달에 중요한 영향을 미칩니다. 인간의 뇌는 1세에 무게가 두 배 이상 증가하며(350그램→1100그램), 성장의 85퍼센트는 대뇌에서 이루어지는데 그 50~60퍼센트가 지질이므로 양질의 지방 섭취가 매우 중요합니다.

이 시기의 아기는 모유에서 모든 영양을 공급받기 때문에 다량의 지방을 섭취하며 지방을 에너지원으로 사용하는 케토시스 상태에 머무르게 됩니다. 케토시스는 신체가 포도당 대신 지방을 주원료로 사용하는 상태를 말합니다. 케토시스 상태에서는 신체에 에너지로 태울 만큼의 충분한 탄수화물이 없기 때문에 지방을 대신 태우며, 신체가 지방을 분해하면서 생기는 케톤은 신체와 뇌의 주요 에너지원이 됩니다.

아이의 성장에 절대적으로 필요한 모유에 유독 지방이 많은 이유가 무엇일까요? 건강한 지방은 뇌의 폭발적 성장이 이루어지는 신생아에게 필수 영양소이며 신생아 뿐 아니라 우리가 건강하게 살아가

는 데 반드시 필요한 영양소를 가지고 있기 때문입니다.[8]

포화지방의 역할

수만년 전부터 인간은 동물성 제품, 유제품, 코코넛오일에서 포화지방을 섭취했습니다. 현대의 대사 질환, 퇴행성 질환은 포화지방의 소비에서 온 것이 아니라 현대의 가공 식물성 기름 때문입니다. 과거에는 공업용으로 사용했던 식물성 지방을 식용의 형태로 가공해서 팔기 시작하면서 현대인들은 과거의 조상들이 겪어 보지 못한 각종 대사질환, 심혈관계 질환 등의 현대병에 시달리고 있습니다.

우리가 기피하는 포화지방은 절대 현재 우리가 겪고 있는 온갖 질병의 원흉이 아닙니다. 오히려 우리 몸에서 다양하고 중요한 역할들을 수행합니다. 포화지방이 없으면 우리 몸은 제대로 기능하지 못합니다.

8 참고문헌: 모유의 성분과 인체활성인자, 서정완 MD, Hanyang Medical Reviews Vol.30 No.1, 2010
Jennings, IW Vitamins in Endocrine Metabolism, Charles C. Thomas Publisher, Springfield, Ill, pp 41-57
DeCava, Judith Journal of the National Academy of Research Biochemists, September 1988 1053-1059
Why Butter Is Better, SALLY FALLON AND MARY G. ENIG, PHD, westonprice.org, JANUARY 1, 2000

동물성 지방(포화지방)은 우리 몸의 기능을 유지하는 데 다음과 같은 중요한 역할을 합니다.

1. 우리 몸에 에너지를 제공하는 가장 큰 원천입니다. 체내에서 쉽게 저장되고 필요한 경우 에너지원으로 사용됩니다.
2. 세포막을 구성하는 주요 성분 중 하나가 포화지방입니다. 세포막의 안정성을 유지하고 세포가 외부 환경에 적절하게 반응할 수 있도록 도와 신체 기관을 보호합니다.
3. 지용성 비타민의 흡수를 돕습니다. 지용성 비타민은 면역 기능, 뼈 건강, 항산화 기능 등 중요한 역할을 하는 비타민 A, D, E, K를 말합니다. 이렇게 중요한 비타민은 지용성이므로 포화지방 없이는 체내 흡수가 어렵습니다.
4. 포화지방은 호르몬 생산에 관여합니다. 특히 성호르몬 및 스테로이드 호르몬의 생산에 영향을 미쳐 호르몬 균형을 유지하는 데 필수입니다.

이처럼 포화지방은 우리 몸의 성장, 생식, 신체 기능, 호르몬 생산, 심장, 폐 및 신장이 최적의 상태로 기능하기 위한 필수 영양분입니다. 필수 지방산에는 고농도의 콜레스테롤이 많이 포함되어 있는데 이 필수 지방산은 아이의 신경 조직을 만드는 중요한 역할을 합니다. 급속히 성장하는 아이들에게 없어서는 안 될 꼭 필요한 성분입니다. 내 아이의 뇌와 신경 발달에 중요한 에너지 원천이 되는 것이 바로 포화지방입니다.

우리가 먹는 지방fat과 기름oil의 선택은 엄청나게 중요한 문제입니다. 사람에게는, 특히나 영아와 성장기 아이들은 적은 지방이 아니라 더 많은 지방이 필요합니다. 가공식품(씨앗에서 추출한 식물성 기름 포함)에서 얻는 식물성 지방이나 경화유(액체인 식물성 기름을 단단하게 굳힌 마가린이나 스프레드 버터)가 아닌 고품질의 동물성 지방인 포화지방이 우리 아이들에게는 완벽한 슈퍼푸드입니다.

버터, 성장의 시작

둘째 아이가 일곱 살 무렵 있었던 일입니다. 아침 식사로 빵에 버터를 발라 먹으려고 냉장실에서 버터를 꺼내어 식탁에 올려 두었는데 잠깐 한눈파는 사이에 둘째 아이가 버터를 통째로 씹어 먹고 있는 광경을 목격했습니다. 너무 놀라서 큰일이 일어날 것처럼 아이 손에서 버터를 빼앗아 통째로 먹는 거 아니라며 주의를 주었습니다. 버터를 생으로 그냥 먹으니 엄청 맛있다며 해맑게 웃던 아이의 모습이 생생하네요. 그때의 저는 저염식과 채소를 위주로 한 건강한(?) 식단을 지향하고 있었던 터라 그 광경이 무척이나 끔찍하게 느껴졌나 봅니다. 아이러니하게도 지금의 저는 간식으로 버터를 씹어 먹고 있습니다.

버터는 몸에 쉽게 흡수되는 영양이 풍부한 식품입니다. 좋은 시력을 유지하고, 우리 몸의 내분비계를 최상의 상태로 유지하는 데 꼭 필요한 비타민 A가 많이 포함되어 있으며 지용성인 비타민 D, 비타민 E, 비타민 K도 풍부합니다. 뿐만 아니라 망간, 크롬, 아연, 구리 등 미량의 미네랄도 포함하고 있습니다. 그리고 강력한 항산화제로 알려진 셀레늄도 함유되어 있습니다. 생 버터와 목초 사육 버터에 들어 있는 비타민 K2는 우리 몸에 있는 칼슘이 적절한 곳에 제대로 흡수되도록 도와주기 때문에 아이들의 치아와 뼈 건강을 위해서는 필수입니다. 버터에 함유된 아라키돈산은 아주 어린 아이들과 노인들의 건강한 장벽을 만드는 데 도움이 됩니다.

대표적인 동물성 포화지방

	원재료	사용 방법	영양분	기타
탤로우	소고기 (또는 양고기) 에서 추출	부침, 튀김 등 고온 요리 사용 가능	오메가-3 : 오메가-6 = 3:1 (완벽한 균형)	방목 목초우에서 추출한 지방 추천
라드	돼지고기에서 추출	부침, 튀김 등 고온 요리 사용 가능	비타민 D 풍부	방목 돼지 (이베리코 베요타) 라드 추천
버터	우유에서 추출	고체 상태로 섭취, 중저온 가열 가능 (고온 요리 시 유당이 타기 때문에 비추천)	지용성 비타민 및 미네랄 풍부, 오메가-3 : 오메가-6 = 3:1 (완벽한 균형)	목초우 발효버터 추천 (가염 또는 무염)
기버터	천연 버터에 남아 있는 소량의 유당마저 제거한 버터	부침, 튀김 등 고온 요리 사용 가능	지용성 비타민 및 미네랄 풍부, 오메가-3 : 오메가-6 = 3:1 (완벽한 균형)	유당 불내증이 있어도 섭취 가능

버터에 들어 있는 여러 영양 성분이 우리 아이들의 제대로 된 성장을 돕지만 그중 가장 중요한 영양은 비타민 A입니다. 임신 중에 비타민 A가 충분하지 않고 결핍되면 태아의 얼굴 골격이 매우 좁고 부정교합이나 돌출 입, 덧니를 갖게 됩니다. 극심한 비타민 A 결핍은 실명과 골격 문제, 기타 선천적 결함을 초래합니다. 임신 초기부터 충분한 비타민 A를 섭취한 임산부가 낳은 태아는 넓고 잘생긴 얼굴, 튼튼하고 곧은 치아, 건강한 골격 구조를 가지고 있습니다. 천연 버터가 아닌 버터 대체품을 먹인 송아지는 성숙되기도 전에 병들어 죽는다는 연구 결과[9] 도 있습니다.

비타민 K2 도 비타민 A만큼 아이들의 성장을 위해 필수입니다. 단, 비타민 K2는 목초지에서 방목된 소에서 나온 우유로 만든 버터에만 존재합니다. 목초 버터에서 발견되는 콜레스테롤은 뇌와 신경계 발달에 중요한 역할을 합니다. 아이들에게 저지방 다이어트는 좋지 않습니다. 아이들의 적절한 성장을 위해서는 동물성 지방 및 버터에 들어 있는 많은 영양소가 필요합니다.[10]

또 버터는 흡수되기 좋은 형태의 요오드 공급원입니다. 버터를 섭취하면 해산물을 구할 수 없는 지역, 또는 해산물 알레르기로 해산물을 먹을 수 없는 사람이 요오드를 섭취할 수 있습니다. 요오드는 갑상

---

9 DeCava, Judith Journal of the National Academy of Research Biochemists, September 1988 1053-1059

10 Alfin-Slater, R B and L Aftergood, "Lipids", Modern Nutrition in Health and Disease, Chapter 5, 6th ed, R S Goodhart and M E Shils, eds, Lea and Febiger, Philadelphia 1980, p 131

선종을 예방하고 갑상선이 제 기능을 할 수 있도록 해 줍니다.[11]

버터(지방)를 많이 먹으면 살이 찐다는 생각을 하셨다면 오해입니다. 버터에 들어 있는 단쇄 지방산과 중쇄 지방산은 지방 조직에 저장되지 않고 빠른 에너지원으로 사용됩니다. 버터는 영양분이 풍부하기 때문에 섭취했을 때 포만감을 줍니다. 마가린이나 인공 트랜스 지방이 든 가공 식품을 먹으면 우리 몸이 필요로 하는 영양분을 얻을 수 없기 때문에 음식에 대한 갈망과 폭식을 초래할 수 있지만 버터는 그렇지 않습니다.

버터를 먹지 않을 이유가 없습니다. 저는 버터를 대량으로 구입해서 소분해 놓고 하나씩 꺼내 먹기도 하고 요리에도 사용합니다. 목초 버터를 구입해서 기버터를 만들어 먹기도 합니다. 직장에는 포션 버터를 사다 놓고 비살균 치즈와 함께 식사 대용으로 먹을 때도 많습니다. 제가 아이를 키웠던 과거로 돌아간다면 이유식과 간식에 반드시 버터와 달걀노른자를 포함시킬 것입니다.

버터 중에는 목초우 생버터Raw Butter가 가장 좋지만 현재 우리나라에는 상품화된 제품이 없어서 구하기가 힘듭니다. 대신 해외에서 수입된 목초우 발효 버터를 구매해서 드시면 됩니다. 버터를 구매하실 때에는 식물성 기름이 포함되어 있지는 않은지 원재료명을 꼭 확인

11 Jennings, IW Vitamins in Endocrine Metabolism, Charles C. Thomas Publisher, Springfield, Ill, pp 41-57

하세요. 마가린이나 스프레드 버터는 피하고, 유크림 함량이 99퍼센트 이상인 버터로 고르셔야 합니다.

절대 피해야 할 고체 가공 지방

마가린이나 스프레드 형태의 고체 지방은 버터의 가면을 쓰고 있지만 사실은 가공 지방입니다. 액체 형태의 식물성 기름을 펴 발라 먹기 좋도록 만들기 위해 부분 경화 과정을 거치며, 그 과정에서 인공 트랜스 지방이 생깁니다. 사실 버터나 기타 동물성 지방에서도 소량의 트랜스 지방이 발생하긴 하지만 천연 트랜스 지방으로 건강에 해를 끼치지는 않습니다. 하지만 인공 트랜스 지방은 태아의 저체중, 성장 및 학습 장애 등을 유발하는 악영향을 끼칩니다. 또 심장병, 암, 호르몬, 뼈 관련 질환, 불임 등 전 연령에 수많은 질환을 유발하는 절대 안전하지 않은 지방입니다.

부분 경화된 식물성 기름의 본래 색은 회색입니다. 회색 기름을 보신 적이 있나요? 제조 업체에서는 회색 기름이 깨끗하고 먹음직스럽게 보이도록 표백제를 사용하고 노란색 색소를 추가합니다. 또한 원래 가지고 있는 산업용 폐기물 냄새를 가리기 위해 인공향료를 넣어 가짜 버터 맛을 재현합니다. 안정성이 의심되는 유화제와 방부제, 분리대두단백 등을 첨가하여 만든 가짜 고체 지방과 단백질은 갑상선 기능 장애, 소화 장애뿐 아니라 내분비계를 온통 혼란시킬 수 있는 물질들의 집합체입니다.

지방은 몸에 좋지 않다고 생각해 고기를 지방 떼고 드시나요? 지방이 끔찍해서 아이에게 주는 고기는 일부러 지방 없는 부위로 구입하시나요? 사골 끓이고 애써 기름(골수) 걷어 내시나요?

천연 지방이라면 지방 섭취에 대해 두려움을 가질 필요가 없습니다. 좋은 지방은 전통적으로 인류가 수천 년 동안 사용해 왔던 자연 상태의 지방이며 콜레스테롤이 많이 포함된 포화지방이 대부분입니다. 두려워할 것은 공장에서 생산하는 식용유와 가공식품에 빠짐없이 들어 있는 트랜스 지방입니다.

> "지구상의 가장 고급 음식 중에는 동물성 지방 같은 천연 포화지방이 가득 들어가 있는 것이 많다. 장수하는 사람들은 동물성 지방을 즐긴다. 자연은 인간에게 독이 되는 나쁜 지방을 만들지 않는다.
> 우리가 기억할 것은 천연 지방을 섭취하고, 가공 지방은 피하면 된다는 사실이다. 전통적인 지방은 가공과 조리 과정에서 사용하는 열을 충분히 견딜 수 있어 공장에서 만들어 내는 비틀어진 독성 지방과 엄연히 구별된다."
>
> —삼성서울병원 최연호 교수, 「동물성 지방이 심장에 독이라는 미신」 중에서

지방 섭취, 추천 식품 vs. 금지 식품

<table>
<tr><th colspan="2">추천 지방</th><th>금지 지방과 식품</th></tr>
<tr><td>요리용 지방</td><td>• 버터
• 기버터
• 탤로우
• 수엣(소, 양의 신장 옆 지방)
• 라드
• 닭, 거위, 오리 지방
• 엑스트라버진 올리브오일</td><td rowspan="4">• 모든 수소화 오일 (콩, 옥수수, 홍화, 목화씨, 카놀라와 같은 가공된 액체 오일)
• 가공 및 튀김 과정에서 지나친 고온으로 가열되는 오일(특히 식물성)
• 마가린, 시중 스프레드
• 쇼트닝, 식물성 휘핑크림
• 비 유제품 크리머(대부분 가루 형태)
• 스낵식품(칩, 쿠키 등)
• 케이크 프로스팅
• 시판 튀김
• 마요네즈
• 시판 샐러드드레싱
• 시판 땅콩버터 및 스프레드
• 모든 패스트푸드(피자, 치킨 포함)</td></tr>
<tr><td>생식용 기름</td><td>• 엑스트라버진 올리브오일
• 코코넛 오일(비정제, 냉압착)
• 참기름, 들기름, 아마씨유 (저온 압착으로 소량만)</td></tr>
<tr><td>식재료</td><td>• 달걀노른자
• 동물성 크림 (유크림 100퍼센트)
• 양 지방(덩어리)
• 살로(발효 돼지지방)</td></tr>
<tr><td>지용성 비타민</td><td>• 대구 간유 (자연산, 발효 제품)</td></tr>
</table>

건강식 대신 건편식 ④

기름진 제철 생선 먹기

우리가 살아가는 데 필요한 지방 중 필수 지방산은 몸에서 생성되지 않고 음식 섭취로 외부에서만 충당이 가능한 지방입니다. 많이 들어서 알고 있는 오메가-3와 오메가-6가 바로 필수 지방산입니다. 그중 오메가-3의 중요성은 이미 우리가 많이 알고 있습니다. 오메가-3 영양제가 넘쳐나는 것도 그런 이유에서입니다. "그러면 오메가-3 영양제 먹으면 되는 거 아닙니까?"라고 물으신다면 아닙니다. 그렇게 쉽게 모든 문제가 해결된다면 이 세상에 아픈 사람은 없겠죠.

우리 몸에 약간의 긴장감과 스트레스가 있어야 작업 효율이 오르는 것처럼 몸에도 오메가-6가 소량 있어야 작동을 잘합니다. 하지만 과한 스트레스는 모든 병의 근원이듯 과한 오메가-6도 우리를 병들

식품별 오메가-3 함량

오메가-3가 많은 음식	함량	비고
고등어	EPA와 DHA함량 4580mg/100g	
연어	EPA와 DHA함량 2150mg/100g	
엔초비	EPA와 DHA함량 2053mg/100g	통조림 기준
굴	EPA와 DHA함량 329mg/100g	
아마씨	ALA 함량 2350mg/1TS(약 10g)	
치아씨드	ALA 함량 5505mg/1oz(약 28g)	
호두	ALA 함량 2350mg/1oz(약 28g)	

출처: 미국 농무부 DB

게 합니다. 바로 염증 유발의 원인이기 때문입니다. 앞에서도 이야기 했지만 우리를 병들게 하는 몸속 악마는 지방도 아니고 콜레스테롤도 아닌 염증입니다. 오메가-6는 산화된 식물성 기름에 많이 들어 있습니다. 산화가 이미 진행된 상태로 시중에 유통되거나 개봉하면서 빠른 산화가 이루어지는 식물성 기름을 조심해야 하는 이유도 같은 맥락입니다.

만성 염증은 DNA를 손상시켜 비만, 심장병, 암을 일으킵니다. 오메가-3는 혈관을 깨끗하게 하고 염증을 제거하는 역할을 합니다. 항염증 뿐 아니라 혈행 개선, 심장병 발생 위험 감소, 우울증 개선에도 도움이 되며 두뇌 건강, 눈 건강에도 필수인 영양소가 바로 오메가-3입니다. 아이들에게 오메가-3를 꼭 먹여야 하는 이유입니다.

오메가-3 섭취에 견과류와 씨앗류가 부적합한 이유

오메가-3는 지방이 많은 등 푸른 생선에만 들어 있는 것은 아닙니다. 견과류나 씨앗류에도 많이 들어 있습니다. 그러니 간편하게 시중에 유통되는 하루에 한 봉씩 먹는 견과를 적당히 섭취하면 되겠다, 생각하셨나요? 대단한 오해입니다.

오메가-3 지방산에는 종류가 여럿입니다. ALA알파리놀렌산, SDA스테아리돈산, EPA에이코사펜타엔산, DPA소코사펜타엔산, DHA도코사헥사엔산같은 지방산인데 ALA와 SDA는 주로 식물성 식품에서, EPA와 DHA, DPA는 어류, 해양포유류와 같은 동물성 원료에서 주로 발견됩니다.

동물성 식품과 식물성 식품 속 오메가-3

동물성 식품	식물성 식품
DHA, EPA	ALA
목초우, 달걀노른자, 등 푸른 생선 등	호두, 아몬드, 아마씨 등 견과류와 씨앗류
신체 흡수를 위한 별도의 과정이 불필요	DHA와 EPA로 전환이 되어야 흡수 가능
생체 흡수율 높음	• ALA → EPA : 전환율 5~20% • ALA → DHA : 전환율 1퍼센트 미만

우리가 많이 알고 있는 DHA와 EPA는 등 푸른 생선에 많이 함유되어 있습니다. 등 푸른 생선 뿐 아니라 육류(목초우, 달걀노른자)에도 함유되어 있는 DHA와 EPA는 몸에 흡수되기 위한 중간 과정이 필요 없

어 몸에 더 쉽게 흡수됩니다. 하지만 호두, 아몬드, 치아씨드(아마씨) 등 견과류나 씨앗류에 들어 있는 오메가-3는 ALA(알라닌) 형태로 되어 있으며 모든 ALA는 체내에 흡수되기 위해서 복잡한 과정을 거쳐야 합니다. 표에서 보시는 것처럼 ALA의 EPA 전환율은 5~20퍼센트, DHA 전환율은 1퍼센트 미만에 불과합니다. 그래서 식물성 오메가-3는 지방산 섭취 효과를 제대로 볼 수 없습니다.

게다가 시중에서 유통되는 견과류는 식물성 지방(예: 해바라기씨유)으로 볶은 것이 대부분인데 바로 섭취하지 않는 한 쉽게 산화됩니다. 견과류와 씨앗류가 가지고 있는 독성은 제외하더라도 그리 좋은 선택이 아닙니다.

기름진 생선을 주기적으로 먹일 수 없다면 대안으로 최대한 자연 상태의 식품인 발효 대구 간유를 먹이기를 권장합니다. 제발 아이들에게 사탕이나 젤리 형태, 캡슐 가공한 오메가-3를 영양제랍시고 먹이는 일은 하지 않으셨으면 합니다. 아이들 몸에 흡수가 되지 않는 것은 너무나 당연할 뿐 아니라 당과 첨가물 범벅이거나 이미 산화된 오메가-3일 가능성이 매우 높기 때문입니다.

기름진 생선은 오메가-3의 주요 원천입니다. 아이들은 고등어, 연어, 청어, 황새치, 대구, 송어 등 기름진 등 푸른 생선을 일주일에 한두 번은 꼭 먹으면 좋습니다. 오메가-3는 우리 아이들의 피부 건강, 눈 건강, 뇌 건강, 정신 건강에 꼭 필요한 '필수' 지방산이니까요.

건강식 대신 건편식 ⑤

짜게 먹기

"단백질이 부족하면, 탄수화물을 과도하게 먹게 됩니다. 소금이 부족하면, 설탕을 과도하게 먹게 됩니다. 진짜 음식을 덜 먹으면, 정크푸드를 더 먹게 됩니다."

―심혈관 연구과학자 제임스 디니콜란토니오James DiNicolantonio 박사

결혼을 하고 맞는 첫 번째 겨울, 시어머니께서 김장을 하신다고 하셔서 일손도 보태고 김치도 얻을 겸 시댁에 내려갔습니다. 1차로 어마어마한 배추의 양에 놀랐고, 2차로 김치를 두 종류로 나누어서 담그시는 데 또 놀랐습니다. 올해 86세인 시아버지는 40대부터 당뇨를 앓고 계십니다. 그때부터 시어머니는 본인은 짜게 드시면서도 시아

버지를 위한 저염 식단을 항상 따로 준비하셨고 김치 또한 저염 김치를 따로 담그는 수고를 마다하지 않으셨습니다. 그 무렵 시아버지께서 저희 집에 놀러 오셔서 제가 만든 음식을 드시며 하셨던 말씀이 기억납니다.

"이렇게 음식을 싱겁게 해서 먹으니 너희 가족은 오래도록 건강하겠네. 참 좋다."

그래서 그때의 저는 과연 건강했을까요?

지금도 건강식을 주장하는 사람들은 저염식을 권장합니다. 우리가 겪고 있는 수많은 질환 중 고혈압과 심장 질환은 소금을 지나치게 많이 먹은 결과이며 소금 과다 섭취는 신장에 엄청난 부담을 주는 행위라고 이야기합니다. 저 역시 예전에는 저염식이 좋은 것이라 배웠고 배운 대로 저염식에 채소를 많이 먹는 식생활을 고집했었으니까요.

하지만 그 시절 저는 20대였음에도 퇴근 후 집에 오면 늘 거실 소파와 한 몸이 되었습니다. 잠시라도 누워 있지 않으면 기운이 나지 않았습니다. 잠시 누워서 에너지를 충전한 뒤 저녁을 차려 먹고 나면 또다시 소파와 한 몸이 되었습니다. 무기력 그 자체였습니다.

우리 몸의 70퍼센트는 물입니다. 그리고 이 물은 소금물입니다. 선짓국에 들어 있는 선지(피)는 간을 하지 않아도 짭짤합니다. 운동 후 흘리는 땀, 슬플 때 흘리는 눈물도 짠맛이 납니다. 피도 소금물, 눈물도 소금물, 땀도 소금물, 심지어 우리가 아플 때 응급실에서 맞는 생리식염수도 소금물(나트륨)입니다. 우리 몸에는 소금물이 흐르고 있는데 왜 싱겁게 먹어야 건강하다고 할까요?

소금 1.7킬로그램을 걸러 내는 신장의 능력

우리의 피는 약 1퍼센트의 나트륨을 포함하고 있습니다. 실험하기를 즐겨하는 저는 물 200그램에 물 양의 1퍼센트인 소금 2그램을 넣어 소금물을 만들었습니다. 그리고 잘 녹여 마셔 보았습니다. 아, 엄청 짭니다. 우리 피가 이 정도 짠기를 가지고 있었군요. 한번 해 보시길 강력히 추천 드립니다.

최근 벨기에 연구팀이 심장병이 없는 성인 3만 6000명을 대상으로 8년 동안 조사, 소금 섭취가 낮을수록 심장병에 더 걸린다는 결과를 발표했습니다.[12] 짠 음식이 고혈압과 심장병을 유발한다는 통념을 완전히 뒤집는 결과입니다. 200그램의 물에 소금 2그램을 탄 소금물보다 짜지 않다면 소금 과다 섭취는 걱정할 필요가 없습니다.

신장은 24시간 내내 쉬지 않고 피를 여과합니다. 정상적인 사람의 신장은 5분에 6그램의 소금을 걸러 낸다고 합니다. 60분이면 72그램, 하루 24시간 동안 총 1728그램(약 1.7킬로그램)의 소금을 여과하는 셈입니다. 우리 신장이 이렇게 열심히 일을 하고 있다는 사실이 새삼 대단하게 느껴집니다. 이렇게 소금기 가득한 피를 여과하면서 신장은 소금이 전부 소변으로 빠져나갈까 걱정합니다. 우리 몸은 나트

12 Salt intake, stroke, and cardiovascular disease: meta-analysis of prospective studies Pasquale Strazzullo 1, Lanfranco D'Elia, Ngianga-Bakwin Kandala, Francesco P Cappuccio-PubMed
https://pubmed.ncbi.nlm.nih.gov/19934192/

륨 없이는 살아갈 수 없기 때문입니다. 우리 몸에는 소금물(피)이 흐르고 있다고 했지요? 신장은 살아남기 위해 빠져나가는 나트륨의 99퍼센트를 재흡수합니다. 그런데 우리는 고작 10그램 내외의 소금을 먹으면서 신장에 무리가 간다는 이야기를 하고 있습니다.

16세기까지 유럽인들은 하루에 소금을 약 40그램 정도 먹었다고 합니다. 냉장고가 없던 시절에 유럽에서는 베이컨, 하몽, 살라미 등 염도 높은 음식을 먹었으며 우리나라에서도 김치, 젓갈이나 굴비 같은 소금에 절인 음식을 먹었습니다. 18세기 유럽인들도 소금에 절인 생선을 먹으며 하루 70그램에 달하는 소금을 섭취했습니다. 하지만 그 시절, 지금은 너무나 흔한 심장 질환이나 심장마비는 거의 없었습니다.

1900년대 초반, 미국의 고혈압 인구는 전체 인구 중 10퍼센트였지만 저염식을 건강식으로 생각하는 현재는 고혈압 환자가 30퍼센트로 약 100년 전보다 3배 증가했습니다. 짜게 먹는 옛날보다 싱겁게 먹는 오늘날 고혈압 인구와 심장 질환 인구가 훨씬 증가했다면 소금을 많이 먹어서 건강이 나빠진다는 가설은 생각해 보아야 할 문제 아닐까요?

소금의 중요성

우리는 짜게 먹어서 건강을 해칠까봐 걱정하지만 실은 소금 결핍을 더 조심해야 합니다. 나트륨은 칼륨과 짝을 이루어 함께 다니며 우리의 몸 곳곳에 전기신호를 전달합니다. 이 신호가 두뇌 발달, 신경 발달, 소화 기능, 근육의 수축 이완 운동, 심장 운동에도 관여한다는 점에서 소금의 중요성은 두말하기 입 아픕니다. 소금이 부족하면 이런 활동이 더뎌지거나 힘들어집니다. 이유식 초기에 무염이나 저염을 하면 아기가 잘 먹지 않지만 소금 간을 적당히 해서 주면 금방 잘 먹는 경우가 많습니다. 아이에게 절대적으로 소금이 필요했기 때문입니다.

소금이 부족하면 당분에 중독되기도 쉽습니다. 소금이 부족하면 우리의 뇌는 보상 체계를 활성화시켜 설탕을 갈망하게 되며, 설탕 중독에 이르는 지름길입니다. 가공식품에는 설탕도 많이 들었지만 소금도 많이 들어 있기 때문에 아이들은 본능적으로 나트륨을 얻을 수 있는 음식을 찾는데, 그러다 설탕을 함께 섭취하면서 건강과 멀어집니다.

소금 부족은 아이들의 뼈 성장에도 악영향을 미칩니다. 한 연구에 따르면, 혈중 나트륨 농도가 떨어지면 우리 몸은 어떻게 해서든 혈액 내 나트륨을 유지하려고 노력하다가 그게 안 되면 뼈에서 소금을 빼낸다고 합니다. 그 과정에서 소금만 빠져나오는 것이 아니라 뼈 속에 들어 있던 미네랄인 칼슘과 마그네슘도 같이 빠져나갑니다. 어른에게는 골다공증과 골감소증이, 한참 성장기인 아이들에게는 성장 지연과 같은 결과로도 이어질 수 있으니 특히 조심해야 합니다.

골라 먹으면 좋은 소금

정제소금	바다소금	암염
• 바닷물을 끌어 와서 불순물을 제거하고 끓여서 만드는 소금(데이블 소금) • 고결방지제 또는 표백제를 사용하는 경우 비추천 • 비정제 소금에 비해 미네랄 함량이 적음	• 해수 오염에 대한 이슈가 있으므로 오염도를 고려해서 신중한 선택 필요 • PVC 장판에 널어 말리는 한국 일반 천일염은 환경호르몬(프탈레이트가소제)이 검출되므로 비추천 • 게랑드, 말돈 소금 추천	• 해수 오염, 미세 플라스틱에 대한 걱정이 없는 소금 • 생산 지방의 환경오염도를 고려해서 선택
• 테이블 소금, 맛소금	• 프랑스 게랑드 소금(토판염) • 한국 전통 자염 • 영국 말돈 소금	• 히말라야 소금 • 레드몬드 리얼 솔트 • 안데스호수 소금

피곤함을 자주 느끼는 사람에게 부신 기능이 약하다는 말을 합니다. 부신 피로가 있을 경우 신체의 나트륨 조절 능력이 저하될 수 있습니다. 부신은 스트레스에 반응하여 코르티솔을 분비하며, 이 호르몬은 나트륨과 수분의 균형을 유지하는 데 중요한 역할을 합니다. 부신 피로로 인해 코르티솔 분비가 감소하면 나트륨 재흡수에 문제가 생기고 이로 인해 피로감, 저혈압, 탈수 증상 등이 나타나며 알레르기도 심해지고 면역력도 떨어집니다.

아이들이 자주 피로감을 느끼고, 다른 아이들보다 알레르기가 더 심하며 쉽게 감기에 걸리는 등 면역력이 약하다고 생각되면 나트륨 섭취가 너무 적지 않은지 살펴보아야 합니다. 지금은 소금이 과하다고 걱정할 때가 아닙니다. 과도한 당분(설탕, 탄수화물)을 걱정하셔야 할 때입니다.

건강식 대신 건편식 ⑥

채소는 주의해서, 조금만

"인간의 소화 기관은 늑대나 사자 같은 육식 동물의 장과 유사하다. 소화 기관이 상당히 짧고 위가 하나뿐인데다 위를 4개 가진 소나 양처럼 채소를 소화 시킬만한 박테리아가 거의 없다. 인간의 위는 산과 펩신을 생산하도록 설계되어 있는데, 이 산과 펩신은 고기, 생선, 달걀만 분해할 수 있다. 우리의 소화 시스템은 동물성 식품에 가장 잘 대응하도록 설계되었고 인간은 수천 년 동안 이 사실을 알고 있었다. 우리 선조들은 인간에게 가장 좋은 음식이 동물에게서 나온다는 것을 알고 있었고, 동물성 식품이 부족할 때만 식물을 먹었다. 식물성 식품(채소, 콩류 등)은 체내 흡수와 소화가 어렵다는 것을 알았기 때문에 우리의 오랜 조상들은 식물에서 더 많은 영양분을 추출하고 식물을 더 잘 소화할 수 있도록 발효, 맥아, 발아 등의 특별한 요리 방법을 개발하였다. 불행히도 현대 사회는 이러한 방법을 거의 잊었다."

—나타샤 캠벨 맥브리지Natasha Campbell-Mcbride, 『발달장애 자연치료 식이요법 갭스GAPS』 중에서

채소는 기호식품

'기호식품' 하면 무엇이 떠오르시나요? 술, 담배, 차, 커피 같은 것이겠지요. 사람 몸에 필요한 영양소가 들어 있진 않지만, 독특한 향기나 맛, 식감, 효과 따위가 있어 즐기는 식품을 기호식품이라고 합니다. 커피를 마시지 않는 사람에게 억지로 커피를 먹으라고 권유하진 않으시죠? 술이나 담배, 차도 마찬가지입니다. 먹지 않겠다는 사람에게 굳이 먹이진 않습니다. 기호식품이니까요.

채소 역시 기호식품입니다. 무슨 말도 안 되는 소리냐고 외치는 분들의 원성이 벌써 들리는 듯합니다. 분명히, 채소에는 비타민과 미네랄이 많이 들어 있습니다. 식사에 채소가 빠지면 건강하지 않게 먹은 것 같아 나도 모를 죄책감이 들기도 합니다. 아이들이 고개를 가로저으며 거부하는 양배추, 브로콜리, 케일, 시금치, 당근, 오이 등의 채소를 부모들은 어떻게 해서든 먹이려고 합니다. 어르고 달래고 야단치다가 안 되면 채소를 다지고, 갈고, 쪄서 다른 음식 사이에 안 보이게

숨겨서라도 먹이려 하지요.

맞습니다. 채소에는 비타민과 미네랄이 많이 들어있습니다, 하지만 채소 속 영양소는 우리 아이 몸이 잘 흡수하거나 이용할 수 있는 상태가 아닙니다. 아무리 좋은 음식이라도 우리 몸에서 잘 흡수하고 이용하지 못하면 무용지물입니다.

어린이(특히 5세 미만)에게는 베타카로틴을 비타민 A로 전환하는 효소가 어른에 비해 상대적으로 부족합니다. 이는 성장 단계에서 매우 정상적인 일이기 때문에 전혀 걱정하실 필요가 없습니다. 베타카로틴을 비타민 A로 바꾸는 효소가 부족할 때에는 그 일을 풀 먹는 소에게 위임하면 됩니다. 소는 풀을 먹고 나서 4개의 위에서 충분히 발효시키는 훌륭한 전환 시스템을 장착하고 있으니까요.

아이들은 풀 대신 목초지에서 건강하게 풀을 먹고 자란 소가 주는 버터와 크림을 먹으면 충분합니다. 아이들에게 채소를 주어서는 안 된다는 말은 절대 아닙니다. 아이들이 먹고 싶어 하지 않을 때는 다 이유가 있습니다. 억지로 줄 필요가 전혀 없다는 뜻입니다.

영양 성분을 비교할 때 기억할 것

동물성 식품이 식물성 식품보다 영양가가 훨씬 높다는 것은 반박 불가한 진실입니다. 시금치를 예로 들어 볼까요? 시금치에는 철분이 많습니다. 100그램당 2.6밀리그램의 철이 들어 있습니다. 하지만 흡수율은 고작 1~2퍼센트정도 밖에 되지 않습니다. 실제로 시금치 100그램을 먹는다고 해도 흡수하는 철의 양은 0.04밀리그램에 불과합니다.

반면 적색육으로 섭취한다면 어떨까요? 100그램당 철의 함량은 비슷하지만 흡수율은 20퍼센트로 0.5밀리그램의 철을 흡수할 수 있습니다. 같은 양의 시금치보다 적색육의 철분 흡수율이 10배 넘게 높습니다. 적색육의 효율이 훨씬 좋은 셈입니다.

삼성서울병원 자료를 보면, 붉은색 육류는 아연의 함량이 높고 육류의 동물성 단백질이 아연의 흡수를 증진시킨다고 나옵니다. 반면 곡류와 콩류 같은 식물성 식품은 아연의 흡수를 억제하는 피틴산의 함량이 높기 때문에 체내에서 영양 성분이 이용되고 흡수되는 정도, 즉 생물학적 이용도가 낮다고 합니다.

인터넷으로 영양 성분표를 검색해 보면 동물성 식품이 가지고 있는 영양소보다 훨씬 많은 영양소를 가지고 있는 식물성 식품도 있습니다. 하지만 단순히 영양 성분표를 숫자만 보고 비교해서는 안 된다는 점을 아셔야 합니다.

실험실에서 식물성 식품을 분석할 때에는 식물로부터 영양분을 추출하기 위해 다양한 방법과 화학물질을 사용합니다. 하지만 인간의 소화 시스템은 실험실과 다릅니다. 초식동물과도 다릅니다. 식물에 있는 영양 성분을 모두 소화하고 이용할 수 있는 동물은 초식동물(반추동물)입니다. 우리의 소화기는 육식동물처럼 매우 짧은 데다 식물을 효율적으로 소화시키고 식물에 있는 영양소를 받아들일만한 기관으로 진화하지 않았습니다.

식물이 가진 독소

식물은 동물과 달리 위험에 처했을 때 도망칠 수단이 없습니다. 하지만 식물도 생물이니 생존본능이 있습니다. 이를 생각하면 식물이 독성을 가지고 있다는 사실을 이해하기 쉽습니다. 우리는 특정 음식을 먹고 난 후 속이 불편하거나 배탈이 나면 다음번에 그 음식을 먹을 때 무척 조심하거나 아예 먹지 않습니다. 식물들은 동물에게 먹히지 않고 생존하기 위해 잎이나 씨앗 등에 독성을 품고 있습니다. 설령 모르고 한 번은 먹더라도 다음번에는 먹지 않게 만들기 위해서입니다. 아이들의 장(장이 건강하지 않은 어른 포함)은 채소 섭취로 인해 신체에 염증 반응을 일으키기도 합니다.

미국의 의사 켄 베리Ken Berry는 채소를 먹지 않는 카니보어 식단을 수년 째 지속하고 있으며 수백 명의 자가면역질환자를 식단으로 치료한 의사로 유명합니다. 현재까지도 자가면역질환의 메커니즘은 밝혀지지 않았으나 최근 수년간의 연구와 책을 통해 알아낸 사실은 다음과 같다고 켄 베리는 말합니다.

> "식물의 피트산염, 렉틴, 옥살산염이 신체에 염증 반응을 일으켜 스스로 면역체계가 몸의 일부를 공격하게 만듭니다. 자가면역질환을 가진 수백 명의 환자들에게 90일간 채소를 뺀 식단을 하게 하였으며 이때 면역체계가 진정되고 발적이 덜해지면서 빈도도 더 낮게 발생하는 것을 실제로 경험했습니다."

식물이 가진 수많은 독소 중 가장 널리 알려진 피트산, 렉틴, 옥살산염에 대해서만 살펴보아도 우리가 아이들에게, 심지어 어른에게도 채소를 강요할 필요가 없다는 사실을 이해할 것입니다.

미네랄 흡수를 방해하는 피트산(피틴산)

피트산은 미네랄 흡수와 소화를 저해하는 성분으로 깨, 아몬드, 브라질너트, 옥수수, 콩, 현미, 밀 등에 다량 함유되어 있습니다. 아래 그래프는 아연이 매우 풍부한 식품인 굴을 단독으로 먹었을 때의 흡수율과 굴을 콩이나 옥수수 토르티야와 함께 먹었을 때의 흡수율을 비교

굴을 단독으로 먹을 때와 피트산과 함께 먹을 때의 흡수율 비교

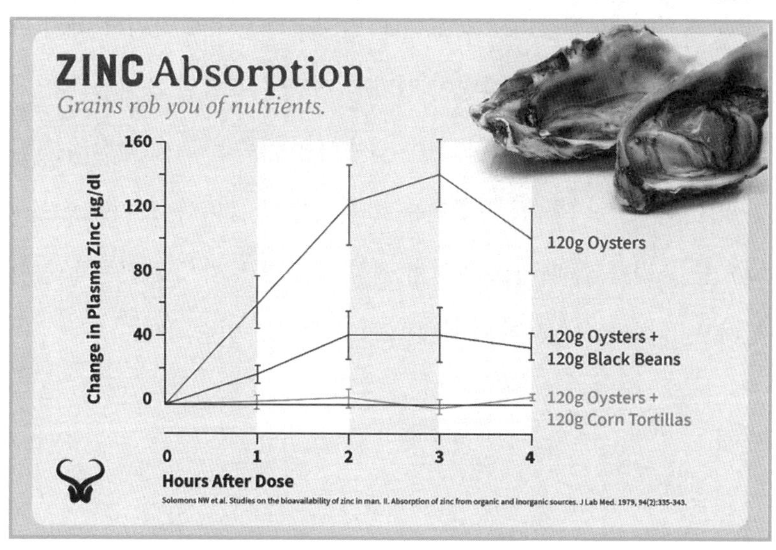

해 보여 줍니다. 그래프를 보면 피트산이 아연 흡수를 저해한다는 사실을 쉽게 알 수 있습니다. 그동안 참깨, 들깨, 견과류, 콩 등을 건강식품이라 생각하며 많이 드셨다면 앞으로는 주의하셔야 합니다.

세포 사이 신호 전달 체계를 망가뜨리는 렉틴

렉틴은 세포 간 신호 전달 체계를 망가뜨리고 독성과 염증반응을 유발합니다. 식물 독소 중 비교적 잘 알려진 항영양소로 스티브 R. 건드리 박사가 쓴 『플랜트 패러독스』에서도 인류의 생존을 위협하는 적으로 중요하게 다루고 있습니다. 렉틴은 토마토, 피망, 고추 등의 씨앗에 많이 들어 있으며 감자, 콩 등에도 들었습니다.

렉틴에 대한 반응은 사람마다 차이가 있습니다. 가족력이나 유전, 장 상태에 따라 괜찮기도 하고 자가면역질환을 유발하기도 하기 때문에 잘 해결되지 않는 질병이 있다면 렉틴이 포함된 음식을 식단에서 제외하는 편이 좋습니다. 저는 집에서는 가족을 위해 백김치를 담가 먹거나 고추씨를 뺀 고춧가루로 김치를 담급니다. 토마토소스가 필요한 요리를 할 때에도 껍질과 씨를 제거한 토마토로 만든 무첨가 토마토 퓨레만 사용하며 렉틴에 특히 주의하고 있습니다.

담석의 원인이 되는 옥살산염

몸속의 칼슘과 결합해 담석의 원인이 되는 항영양소입니다. 각종 염증과 대사질환, 미네랄 불균형을 일으키므로 가능한 섭취를 줄여야 합니다. 시금치, 근대, 비트, 무화과, 키위, 파슬리, 다크초콜릿, 대두 등에 많이 포함되어 있으며 신장 결석이 있다면 특히 조심해야 합니다. 건강을 위해 해독주스나 ABC주스를 갈아서 장기적으로 마시다가 오히려 건강이 악화되는 경우가 많습니다. 사람에 따라 반응 정도가 다를 수는 있으나 결석과 담석증이 생길 수도 있으니 주의가 필요하며 다량으로 자주 섭취하는 것은 권하지 않습니다.

아이들의 성장에 꼭 필요한 영양소는 육류로 섭취하고 채소로는 식감이나 향, 신선함을 즐기면 됩니다. 채소를 먹지 않는다고 비타민과 미네랄 섭취가 되지 않는다는 것은 어불성설입니다. 우리가 현재 사는 땅에서는 채소를 재배할 때 제초제(농약)를 과도하게 사용하기 때문에 이미 토양에는 영양분이 거의 없습니다. 채소는 땅의 영양분을 흡수해서 성장하는데 현재의 토양은 100년 전의 토양과는 비교도 할 수 없을 정도로 황폐해져 유기농이라 할지라도 채소에서 제대로 된 영양을 얻기가 더 어려워진 상황입니다. 초지방목으로 자란 건강한 반추동물에게서 비타민과 미네랄 섭취가 충분히 가능하다는 점은 앞에서도 언급했습니다.

아이들에게 채소를 억지로 먹이지 않으셔도 됩니다. 먹고 싶어 한다면 농약에서 안전한 유기농 채소 중 독성이 적은 채소, 그나마 영양소가 풍부한 제철 채소 위주로 주세요. 최대한 독성을 약화시키는 방법으로 익히거나 발효시켜서 먹이세요. 다른 이유라면 모르겠지만 사실 채소 안 먹어도 비타민과 미네랄 걱정은 하지 않아도 됩니다. 치료되지 않는 작은 증상부터 수많은 자가면역질환의 원인이 과도한 채소 섭취일 수도 있습니다.

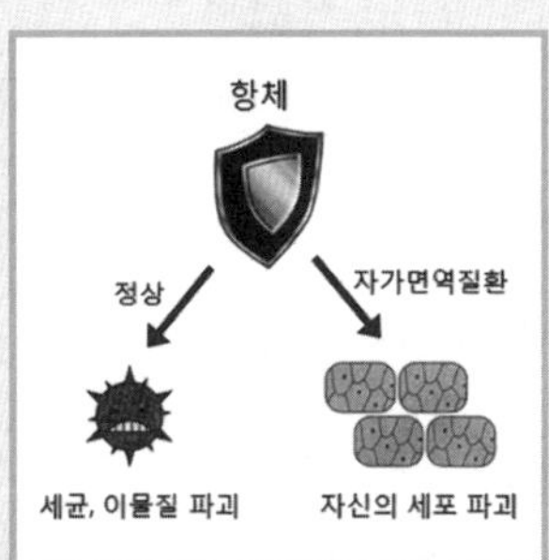

자가면역질환이란?

자가면역 질환은 세균, 바이러스, 이물질 등 외부 침입자로부터 내 몸을 지켜 주어야 할 면역세포가 자신의 몸을 공격하는 병입니다. 자가면역은 인체의 모든 장기와 조직에 나타날 수 있습니다. 전신의 모든 세포가 공격 대상이 되기도 하고(루프스 등), 특정 장기의 세포만 파괴하기도(류마티스 관절염 등) 합니다. 100여 가지 정도의 질병이 있으며 류마티스 관절염, 루푸스, 건선, 과민성 대장증후군, 크론병, 궤양성대장염, 하시모토갑상선염, 셀리악병, 악성빈혈, 다발성 경화증 등이 대표적입니다.

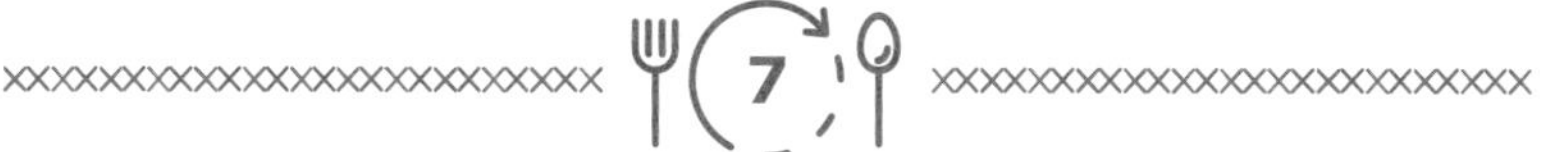

건강식 대신 건편식 ⑦

설탕은 필요악이 아니라 절대악

설탕은 사탕수수나 사탕무에서 추출한 순수한 자당(포도당과 과당으로 구성된 이당류)입니다. 비타민이나 미네랄이 전혀 들어 있지 않은 정제된 제품입니다. 웨스턴 프라이스 박사는 설탕을 먹기 시작하면서 사람들의 건강이 모든 면에서 쇠퇴했다고 지적했습니다.

설탕은 1500년대에 유럽 식단에 도입되었고 현대에 들어서면서 설탕과 기타 정제된 감미료의 사용이 크게 증가했습니다. 주로 탄산음료를 통해 섭취하는 '첨가 설탕'은 지난 30년 동안 30퍼센트 증가하여 현재 SAD(미국 표준 다이어트) 칼로리의 16퍼센트 이상을 차지하고 있습니다.

1700년대 설탕의 평균 소비량은 1인당 연간 1.8킬로그램에 불과

했습니다. 1800년대에는 설탕소비량이 연간 3.6킬로그램, 1900년대에는 40.8킬로그램으로 높아졌습니다. 오늘날 현대인들의 1인당 설탕 소비량은 얼마나 될까요? 연간 약 81.6킬로그램, 즉 하루에 대략 220그램(약 1컵)의 설탕을 섭취하고 있습니다. 이 정도나 먹는 줄 알고 계셨나요?

아이들은 최적의 성장을 위해 필요한 고기, 버터, 달걀, 치즈 같은 영양이 풍부한 음식을 먹어야 합니다. 이런 음식 대신 소비하는 고당분 식단은 특히 아이들에게 해롭습니다. 어린 시절 설탕을 많이 섭취하며 자란 사람은 성인이 되어 당뇨병, 심장병, 암, 우울증과 같은 심각한 질병에 걸릴 위험도 높습니다.

과도한 당분 섭취와 저혈당

우리가 설탕이나 정제된 탄수화물을 섭취하면 많은 양의 포도당(설탕)이 혈액으로 방출됩니다. 우리 몸은 혈당을 일정 수준으로 유지하려고 애쓰기 때문에 혈당 수치를 낮추는 호르몬(인슐린)을 분비합니다. 과도한 당분을 섭취하면 과도한 인슐린이 분비되면서 급격하게 혈당이 낮아져 저혈당증 또는 저혈당 상태가 발생합니다.

저혈당은 극심한 배고픔을 느끼게 하여 과식과 비만으로 이어집니다. 뿐만 아니라 두통, 공황 발작, 현기증, 심장 두근거림, 손과 발의 마비, 불안, 우울증, 과민성, 공격적인 행동, 피로 및 알레르기 증상 등을 일으키기도 합니다. 혈당 수치를 증가시키는 호르몬은 부신에서 생성되는데 설탕을 자주 섭취하면 부신의 피로도를 올려 부신 기능 저하로 스트레스에 대처하기가 매우 어려워지고 만성피로 및 기타 여러 심각한 건강 상태로 이어질 수 있습니다.

가장 흔한 질병, 당뇨병

당뇨병은 혈당이 너무 높은 상태를 지속하는 질병입니다. 치료하지 않으면 혼수상태에 빠지거나 사망에 이를 수도 있어 매우 위험합니다. 당뇨병은 실명, 신부전, 신경 손상 및 치료하기 어려운 안과 질환, 팔이나 다리를 절단해야 하는 부작용을 유발할 수도 있습니다.

당뇨병의 원인과 종류는 다양하지만 근본적인 요인은 설탕을 너무 많이 섭취하여 혈당 수치가 즉시 높아지는 것입니다. 당뇨병 예방에서 가장 중요한 부분은 쿠키 등 각종 과자류, 사탕, 베이커리, 아이스크림, 시리얼, 과일 주스, 탄산음료와 에너지음료 등에 들어있는 정제된 설탕을 피하는 일입니다.

설탕 섭취는 저혈당증(저혈당)과 당뇨병 외에도 건강에 여러 가지 부정적인 영향을 미칩니다. ADHD, 과잉행동, 부신 피로, 알레르기, 천식, 브레인 포그, 암, 심혈관 질환, 칸디다 과증식, 만성피로증후군, 상처 치유력 저하, 충치, 우울증, '기분 좋은' 신경 전달 물질(도파민, GABA, 엔돌핀, 세로토닌)의 장애, 발기 부전, 지방간 질환NASH, 통풍, 고혈압, 인슐린 저항성, 높은 중성지방 수치, 높은 요산 수치(심장 질환의 위험 요소), 불임, 신장 질환, 영양실조, 대사증후군, 비만, 골다공증, 췌장 스트레스, 수면 부족, 조기 노화, 면역력 저하, 잦은 감염 등 수많은 크고 작은 질환의 원인이 됩니다. 그리고 이러한 증상은 우리 아이들이 성인이 되었을 때 심장병, 당뇨병, 뇌졸중의 위험을 높이는 원인이 됩니다.

설탕 대신 인공감미료?

◆ 고과당 옥수수 시럽

1975년 이후 미국에서 설탕 섭취량 증가의 대부분을 차지한 것은 고과당 옥수수 시럽HFCS입니다. 고과당 옥수수 시럽은 거의 모든 가공식품에 들어 있습니다. 이 시럽의 소비 증가와 동시에 만성 질환은 전염병 수준에 이르렀고 비만율은 통제할 수 없을 정도로 치솟았습니다.

부모들이 별 생각 없이 먹이는 각종 가공식품에 들어 있는 고과당 옥수수 시럽은 설탕보다 더 나쁩니다. 고과당 옥수수 시럽은 전분(포도당)을 신체가 잘 사용할 수 없는 설탕(과당)의 형태로 전환시키는 과정에서 만들어집니다. 이는 간 손상, 비만, 성장기 어린이의 발달 문제와 몸속 콜라겐을 약화시키는 문제를 일으킵니다. 고과당 식단을 반복 섭취하면 지방간이 됩니다.

◆ **아가베 시럽**

고과당 옥수수 시럽과 동일한 방식으로 제조된 위험한 감미료입니다. 유기농 아가베 시럽이라는 이유로 건강식품이라는 인식이 있지만 시중에 판매되는 아가베 시럽은 최대 90퍼센트의 과당을 함유할 수 있으므로 옥수수 시럽과 많이 다르지 않습니다.

◆ **가공된 과일 주스**

주스에는 대부분 과당을 포함하는 순수 설탕이 들어 있습니다. 이는 모두 간에서 처리, 과일 주스를 과다 섭취하면 알코올 중독자에게 일어나는 간의 문제가 동일하게 나타납니다. 요즘 술을 먹지 않는 아이나 어른에게서 지방간을 점점 더 많이 찾을 수 있는 이유입니다.

◆ **아스파탐**

뉴트러스위트와 이퀄에 함유된 인공 감미료인 아스파탐은 많은 식품과 음료에 사용됩니다. 아스파탐은 체내에서 페닐알라닌, 아스파르트산, 메탄올로 분해되는데 이 중 페닐알라닌과 메탄올은 신경 독성을 유발할 수 있습니다. 이로 인해 두통, 발작, 뇌암, 신경 장애와 시력 손상을 불러올 수 있습니다.

◆ **수크랄로스**

동물 실험에서 면역력 저하, 적혈구 감소, 간과 신장 문제, 임신 문제와 저체중아 출산 등 갖가지 문제를 유발한다는 사실이 증명되었습니다. 정상적인 장내 세균총을 방해하기도 합니다.

이 외에도 과당(과일 주스 포함), 포도당, 각종 시럽, 가열된 꿀, 말토덱스트린, 당알콜(자일리톨, 만니톨, 에리트리톨, 소르비톨) 등은 피해야 할 감미료입니다.

설탕은 혈당 수치를 올립니다. 혈당 수치의 상승에 따라 인슐린 수치도 올라가며 이로 인해 몸속에 지방을 저장하여 비만을 유발합니다. 그리고 이러한 만성적 인슐린 증가는 충치, 당뇨, 여드름, 비만, 지방간, 관절염 등을 유발합니다. 설탕은 모든 음료와 과일에 다 들어있으며 가공 탄수화물에도 들어 있습니다. 빵이나 과자, 토르티야, 과일 스무디, 과일칩 등의 음식은 몸속에 들어가면 포도당과 과당으로 분해되어 우리를 설탕 중독으로 만듭니다.

'나는 건강하니까 괜찮아'라고 생각할 수도 있지만 실은 우리도 설탕 중독일 수 있습니다. 설탕은 도파민 수치를 높이고 우리를 과도한 흥분 상태로 만듭니다. 설탕을 먹을 때마다 도파민이 분비되며 그 도파민에 중독되면 어느새 단 음식을 갈망하는 스스로를 마주하기도 합니다. 설탕이 우리 몸에 들어왔을 때의 작용 방식은 마약의 작용 방식과 같습니다. 마약 중독과 설탕 중독은 사회에서 받아들여지는지 아닌지의 차이일 뿐입니다.

◆ 천연 감미료

그렇다면 천연 감미료는 어떨까요? 건강한 식단을 제대로 유지하는 대부분의 사람(중증환자로 치료가 요구되는 사람은 제외)은 가끔, 소량의 천연 감미료를 사용해서 디저트를 만들어 먹는 즐거움을 누릴 수도 있습니다. 단, 버터, 코코넛 오일, 라드, 달걀노른자, 크림과 견과류 같은 건강한 천연 지방으로 만든 간식에 적당량만을 사용해서 직접 만들어 드시길 권합니다.

섭취 가능한 천연 감미료

- 생꿀(비가열, 조리 시에도 가열하지 말고 마지막에 뿌려서 먹기)
- 여과하지 않은 당밀
- 스테비아

- 알룰로스
- 에리스리톨 몽크프룻

설탕은 중독성이 매우 강하기 때문에 이미 단맛에 길들여진 아이들은 단번에 끊어 내지 못할 수도 있습니다. 설탕 끊기가 힘들다면 다음 방법을 사용해 보세요.

설탕은 인간의 생존과 에너지를 얻기 위해서라면 전혀 필요한 성분이 아닙니다. 많이 먹으면 독이 될 뿐입니다. 이상적인 설탕의 섭취량은 '제로'라는 것을 잊지 마세요.

끊기 힘든 설탕 줄이는 방법

1. 하루 세 끼 식사를 규칙적으로 하기
2. 아침에는 반드시 동물성 단백질과 지방을 섭취하기
3. 식사 중간에 배가 고프다면 견과류, 치즈, 살라미 등 지방이 많고 짠 음식을 섭취하기
4. 배가 고플 때는 장 보러 가지 않기
5. 집에 절대 과자, 빵 등의 간식거리 두지 않기
6. 천연 감미료를 넣은 수제 디저트는 소량, 가끔씩만 먹기 (디저트를 만들 때에는 천연 버터, 동물성 크림, 코코넛 오일, 달걀노른자, 신선한 견과류 등 건강에 좋은 지방을 넣어서 만들기)

이렇게 좋아졌어요! ❹

포화지방과 고기로 찾은 가족의 건강

식단으로 가족 전부가 건강을 되찾은
담이봄이네 이야기

저희 가족이 식단을 시작한 지 7년이 지났습니다. 이제는 더 이상 피부 발진이나 아토피, 비염으로 병원에 갈 일이 없습니다. 비만을 걱정할 일도 없습니다. 염증성 질환으로 인한 어떤 약도 먹을 필요가 없습니다. 가공식품을 전혀 먹지 않으며 생간과 포화지방을 비롯한 고기로 충분한 영양을 섭취하기 때문입니다.

다른 사람들에게는 너무나도 신기한 일이겠지만 사실은 무엇보다 당연한 일이었습니다. 건강한 몸을 갖기 위해서 독소를 피하고 영양을 채우면 된다는 사실을 깨달았고 그것을 실천했으니까요.

지금은 건강한 식단을 지속하면서 신체의 건강 뿐 아니라 삶의 활력도 되찾았으며 마음 상태까지도 긍정적으로 바뀌었습니다. 일의 능률도 높아져서 더욱 만족스럽고 행복한 삶을 살고 있습니다. 저희 가족의 건강한 편식 식단 실천 이후는 이전과는 비교할 수 없을 만큼 큰 차이가 있습니다. 짧은 글에 다 담을 수 없지만, 그 이야기를 소개합니다.

고지혈증, 고혈압, 비만,
성인병 모음이었던 남편

7년 전 직장 생활을 하던 남편은 탄수화물 중독이었습니다. 우리나라 보통의 직장인들과 크게 다르지 않습니다. 온갖 종류의 면 음식, 밥 중심의 식사였습니다. 끼니 때마다 늘 탄수화물 위주로 먹고 중간중간 먹는 간식도 모두 달디 단 탄수화물이었습니다. 빵과 과자 같은 것이지요. 결국 30대에 고지혈증, 고혈압, 비만 진단을 받고 약을 계속 먹어야 하는 생활에 이르렀습니다. 그러나 지금은 완전히 달라졌습니다.

식단을 바꾸면서 2개월 만에 14키로그램을 감량하고 모든 수치가 정상으로 돌아왔습니다. 지금은 꾸준히 식단을 유지하며 약물의 도움을 전혀 받지 않고 잘 지내고 있습니다. 여전히 직장 생활을 하고 있지만 건강 적신호를 심각하게 받아들이고 약이 아닌 음식을 통해 변화를 만들었습니다. 그러니 굳은 의지만 있다면 누구나 할 수 있다고 믿습니다.

다이어트로 절식과 폭식을 오가다 임신성 당뇨까지 겪은 나

저는 평생 다이어트에 대한 강박을 가지고 살았습니다. 늘 음식을 적게 먹어야 한다는 마음이 있었습니다. 절식으로 영양이 부족해지니 순간 폭식으로 넘어가며 절식과 폭식을 반복했습니다.

문제는 임신 중에 생겼습니다. 둘째를 임신하고 있을 때에도 폭식 습관이 고쳐지지 않았고, 임신성 당뇨 증상이 심해졌습니다. 결국은 공복 혈당이 떨어지지 않아 대학병원 진료까지 받았습니다. 병원에서는 영양 상태가 좋지 않으니 매일 하루에 충분한 양의 칼로리를 음식으로 섭취하는 것과 동시에 인슐린 주사를 맞으라고 하더군요.

그제서야 심각하게 고민을 하게 됩니다. 병원의 치료법과 식단 개선 사이에서 자료를 찾아보고 남편과도 상의했습니다. 결국 식단을 선택했습니다. 남편이 약 없이 비만과 고지혈증, 고혈압 증상을 개선하고 건강하게 생활하는 모습을 보았기 때문에 의사의 만류에도 불구하고 과감하게 식단 개선을 시작했습니다. 탄수화물을 끊고, 포화지방과 고기를 충분히 먹는 식단으로 임신성 당뇨를 극복하고 자연분만으로 건강한 자녀를 출산했습니다.

절식과 폭식을 반복하는 과거의 잘못된 식습관을 말끔히 고쳤을 뿐 아니라 고질적으로 가지고 있던 비염 증상이 없어지고 날씬한 몸과 에너지 넘치는 삶을 얻었습니다.

비염, 아토피, 눈 충혈, 종합 알레르기 세트였던 아이들

아이 둘 모두 비염과 아토피, 피부 발진이 무척 심했습니다. 예전 사진을 보면 아이들의 코밑이 빨갛고 피부와 눈이 항상 충혈된 모습입니다. 알레르기성 질환으로 병원에서 항생제를 몇 달간 수차례 처방받아 먹었지만 전혀 차도는 없었습니다.

그러나 지금은 달라졌습니다. 모두 말끔해졌습니다. 오히려 또래 아이들보다 키도 크고 피부도 좋습니다. 특히 치아 건강 상태와 시력이 현저히 뛰어납니다. 몸은 말랐지만 근육질이고 체력이 주변 친구들에 비해 월등히 좋습니다. 늘 기분이 좋고 컨디션도 최상입니다. 이제는 더 이상 독한 약을 먹지 않습니다. 약과는 비교도 안 되는 좋은 음식을 먹고 있으니까요.

노년에 당뇨약과 혈압약을 끊은 부모님

저희 가족이 약도 없이 눈에 띄게 건강해지는 것을 보고 친정 부모님도 식단을 시작하셨습니다. 70세 고령에도 불구하고 건강한 편식 식단을 하시고 나서 두 분 모두 복용 중이던 당뇨약과 혈압약을 끊으셨습니다. 체중도 10키로그램 이상의 감량에 성공하셨습니다. 아이들

쉽게 시작하는 저탄고지, 더하기와 빼기

- 목초 버터
- 탤로우, 라드, 덕팻
- 소고기, 양고기, 돼지고기, 닭고기, 오리고기
- 소나 양의 내장육과 특수부위 (특히 소간)
- 달걀(방사유정란)
- 자연산 생선, 어패류
- 비살균 치즈
- 사워도우(천연발효빵)
- 레몬수, 애플사이다 비니거 (사과식초)
- 백미(주의 필요)
- 꿀, 메이플 시럽, 콤부차(주의 필요)

−

- 가짜 버터(마가린 등 스프레드 버터)
- 모든 식물성 기름(아보카도유, 들기름 포함)
- 양념육
- 채소와 콩류(두부 포함), 견과류
- 가공식품(과자, 초콜릿, 라면, 두유, 탄산음료 등)
- 일반 유제품과 살균치즈
- 밀가루 음식(면류, 베이커리)
- 과일
- 잡곡과 통곡물
- 설탕, 대체 감미료(알룰로스, 스테비아 등)

은 누구보다 변화를 유연하게 받아들입니다. 양육자가 권하고 챙기는 식단을 따르면 되니 신경 쓸 일도 많지 않습니다. 그러나 어르신들은 사실 변화가 쉽지 않습니다. 오랫동안 유지하는 습관, 그것도 식습관을 바꾸는 일은 큰 결심이 필요합니다. 아는 맛이 무섭다고들 하잖아요. 그러나 식단을 바꾸고 나면 많은 부분이 달라집니다. 건강한 편식을 시작한 뒤 나이보다 건강하고 젊게 보이며 활력과 건강을 되찾게 되니 주변분들 모두가 신기해합니다.

식단을 바꾸기 전 저희 가족의 모습은 아마 너무나 익숙한 현대인 평균의 모습일 거라 생각합니다. 심각한 질병을 당장 앓고 있지는 않지만 장기간 투약을 이어가며 불편을 감수해야 하는 상태였지요. 더 이상 약이 필요하지 않고, 더 건강한 생활을 할 수 있도록 변화를 만든 것은 건강한 편식 식단입니다.

PART. 5

건편식 실천 가이드

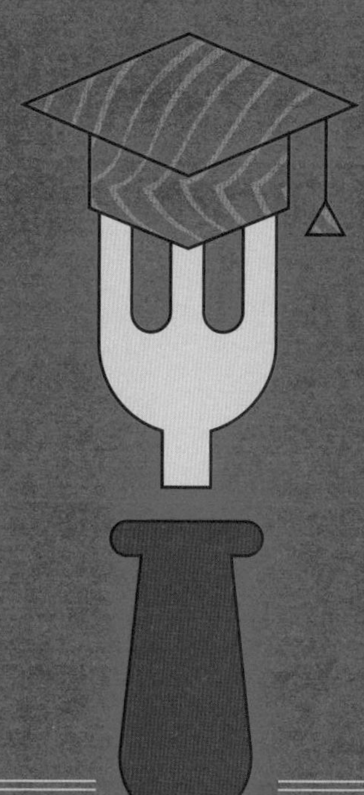

건강한 편식을 위한 15가지 실천 지침

건강한 편식, 아이들과 실천해 보고 싶은데 시작이 쉽지 않다면 방학에 도전하세요. 방학은 아이들의 식단을 가정에서 오롯이 책임질 수 있는 매우 좋은 기회가 됩니다. 건강한 편식으로 한 달 정도 식단을 해 보면 왜 놀라운 식단인지, 기적의 편식이라 하는지 몸과 컨디션이 말해 줄 것입니다. 아이들 뿐 아니라 부모님도 함께 해 보시기를 강력하게 추천 드립니다. 건강도 되찾고 군살도 빠지고 최상의 컨디션까지 누릴 수 있는 건강한 편식의 세계로 여러분을 초대합니다.

건강한 편식을 위한 15가지 지침

◆ 1. 고기의 양을 제한하지 마세요

식단 초반에는 부족한 영양을 채우기 위해 몸이 스스로 엄청 많은 양의 고기를 원하기도 합니다. 억지로 양을 제한하다 보면 고기가 아닌 다른 음식을 갈구하게 되고 식단에 실패할 확률이 높아집니다. 식단을 하다 보면 식사량은 서서히 조절됩니다. 너무 많이 먹는다 싶어도 다 먹게 놔 두세요. 그게 몸이 원하는 양입니다.

◆ 2. 요리 지방은 철저하게 동물성 지방만 사용하세요

일단 주방에 있는 모든 식물성 기름을 버리셔야 합니다. 동물성 지방보다 식물성 기름이 더 익숙하고 편하기 때문에 눈에 보이면 계속 쓰게 됩니다. 탤로우, 라드, 덕팻, 천연 버터, 기버터를 주로 사용하시고 가끔은 올리브오일과 코코넛오일도 괜찮습니다. 단, 올리브오일은 산화의 위험이 있으므로 용량이 적은 제품으로 구매하셔서 가급적 빨리 소진하시면 좋습니다. 코코넛오일은 고온 조리에 적합하지 않으므로 중저온으로 요리할 때만 사용하시거나 생으로 섭취하시면 좋습니다.

◆ 3. 밀가루와 설탕을 반드시 빼셔야 합니다

좋은 음식을 섭취하는 일보다 중요한 변화는 나쁜 음식을 제외시키는 일입니다. 식물성 기름 다음으로 아이들 식단에서 꼭 빼야 할 음식이 있다면 바로 밀가루와 설탕입니다. 매일 아침으로 아무렇지도 않게 먹는 빵이나 시리얼이 우리 아이들의 뇌를 죽이고 있다는 사실을 꼭 기억하세요. 맛을 내기 위해 당분이 필요하다면 비정제 꿀, 비정제 유기농 설탕, 메이플 시럽을 사용할 수 있습니다. 로허니(비살균 꿀), 비정제설탕, 메이플 시럽은 자연식품이긴 하지만 당분이므로 소량만 섭취해야 합니다.

◆ 4. 소금을 충분히 섭취하도록 해 주세요

유아식을 저염식 또는 무염식으로 시작하는 부모님들이 많습니다. 하지만 나트륨은 우리 몸의 전기 신호를 전달하고 소화 기능과 대사 기능, 수분 균형 조절 등 수많은 일을 하는 아주 고마운 존재입니다. 나트륨 부족은 아이들의 소화, 성장, 면역 등에 악영향을 미칩니다.

하루 몇 그램의 나트륨이 필요한지는 개개인의 영양 상태에 따라 다릅니다. 요리할 때 싱겁다는 느낌이 들지 않게 간을 맞춰 주시면 됩니다. 지치거나 힘들어할 때 사탕이나 초콜릿 대신 소금 알갱이 한 개를 녹여 먹을 수 있도록 해 주셔도 되고요. 나트륨이 과해서 생기는 문제보다 부족해서 생기는 문제가 훨씬 더 많습니다. 소금을 두려워하지 말고 설탕을 두려워하세요.

◆ 5. 고등어(기름진 생선)를 주 1~2회 정도 주세요

목초우, 양고기를 식단에 매일 포함시킨다면 등 푸른 생선을 먹이지 않아도 됩니다. 하지만 우리나라에서 가장 쉽게 구입할 수 있는 한

우나 곡물비육 소를 먹게 된다면 오메가-3 섭취를 위해 식단에 등푸른 생선을 꼭 포함시키는 것이 중요합니다. 불가능하다면 대안으로 대구 간유 섭취를 권장합니다(대구 간유는 영양제의 형태로 구입하는 상품이지만 식품에 가깝습니다).

◆ 6. 양념은 최대한 배제하고 소금, 백후추, 어간장, 액젓으로 요리하세요

길들여진 입맛을 바꾸는 데 꼭 필요한 과정입니다. 더불어 아이들이 매운 것 잘 먹는다고 좋아하시거나 칭찬하지 마세요. 한국 양념에는 대부분 고춧가루가 들어가는데 고추씨에는 독성이 많이 들어 있으므로 장이 아직 발달되지 않은 영유아나 장이 건강하지 않은 사람에게는 좋지 않습니다.

◆ 7. 설탕 대체제인 인공 감미료는 사용하지 마세요

인공 감미료는 칼로리가 없고 혈당을 자극하지 않는다는 말로 포장되어 있지만 우리 몸을 속이고 더 많은 음식을 갈구하게 만드는 재료입니다. 차라리 건강한 유기농 설탕, 메이플 시럽, 비정제 꿀 등 자연에서 얻은 식품을 소량 먹는 편이 훨씬 안전합니다.

◆ 8. 과일과 채소는 최소한으로만 드세요(안 드셔도 됩니다)

과일에는 과당이 들어 있습니다. 과당은 설탕과 많이 다르지 않습니다. 몸속에서 처리되는 과정은 알코올 분해 과정과 같아서 과일 과다 섭취만으로도 어린 나이에 지방간 진단을 받기도 합니다. 과일은 그나마 영양소의 이점을 최대한 누릴 수 있는 제철 과일을 위주로, 과일에 대한 갈증을 해소할 수 있는 최소한의 양만 먹는 것이 좋습니다.

채소가 가진 독성을 열외로 하더라고 생채소는 아이들의 장에는 무리일 수 있습니다. 채소를 싫어하는 아이들에게 절대 억지로 채소를 먹일 필요는 없습니다. 채소를 좋아하는 아이라면 저 옥살산 채소 위주로 껍질과 씨를 빼고 가능한 익혀서 주시면 좋습니다.

◆ 9. 탄수화물은 백미로 소량(하루 100그램 이내) 섭취하세요(안 드셔도 됩니다)

식사 때 꼭 밥을 먹어야 한다는 선입견부터 버리셔야 좋습니다. 탄수화물의 과다 섭취는 당분 섭취와 많이 다르지 않습니다. 혈당을 천천히 올린다는 측면에서는 현미 같은 통곡물이 백미보다 낫지만 아직 장이 완전하지 않은 아이나 장이 건강하지 않은 어른에게 통곡물은 장에 엄청난 부담이 됩니다. 소화도 어렵습니다. 아이가 어릴수록 통곡물은 지양하시고 소화가 쉬운 백미를 주세요. 찾지 않는다면 굳이 주지 않아도 됩니다. 하루에 밥 반 공기에서 한 공기 정도면 충분합니다.

◆ 10. 사골국을 국물 요리 기본 육수로 꼭 활용하세요(무첨가 사골육수나 엑기스도 사용 가능)

사골국이 가지는 영양 성분은 다른 것으로 대체가 불가능한 것들이 많습니다. 대체하려면 육류의 아주 많은 부분을 다양하게 섭취해야 합니다. 국이나 찌개를 끓일 때 사골육수를 사용하면 아주 쉽게 아이들에게 양질의 영양을 줄 수 있습니다.

명심해야 할 부분은 사골을 끓이고 위에 뜨는 기름을 절대 걷어 내지 말고 먹어야 한다는 점입니다. 우리가 사골을 먹는 이유는 사골에 있는 골수를 먹기 위해서입니다. 골수는 사골국 위에 뜨는 기름에 있습니다. 사골국을 끓여서 기름을 다 걷어 낸다면 사골을 먹는 의미가 없습니다. 사골 엑기스나 육수를 구매하실 때 반드시 목초육인지 확인하시고 구입하시길 추천합니다.

◆ 11. 가공식품은 절대 금지

두 번 말하면 입 아픕니다. 우리 몸에 염증을 유발하는 식물성 기름, 밀가루, 혈당 롤러코스터를 만드는 설탕, 도저히 식품이라 이름 붙이기 힘든 각종 첨가물과 색소로 점철되어 있는 가공식품으로 아이들의 몸을 더럽히지 말아 주세요.

◆ 12. 유제품은 비살균 치즈로 주세요

고온 살균 또는 저온 살균이라도 유제품은 살균이라는 과정을 거치는 순간, 유제품이 가지는 모든 장점을 잃게 됩니다. 대한민국에서 살균되지 않은 유제품을 섭취할 수 있는 방법은 비살균 치즈 뿐입니다.

그뤼에르, 파르미지아노 레지아노, 그라나파다노, 콩떼, 테드드무안, 페코리노로마노 등 생각보다 선택의 폭이 넓습니다. 반드시 포장 라벨에서 비살균 치즈인지 확인하고 구입하세요. 시중에서 파는 슬라이스 치즈는 가공식품과 다름없으니 먹이지 마세요.

◆ 13. 동물의 내장을 식단에 포함시키세요

우리가 동물성 식단을 지향하는 이유는 충분한 영양을 얻기 위해서입니다. 그런 의미에서 동물의 내장(특히 간)은 지구상의 어떤 음식보다 뛰어난 영양의 집합체라는 사실을 기억하세요. 익숙하지 않아서 섭취에 어려움을 겪을 수는 있습니다. 조금씩 꾸준히 시도하다 보면 어느새 소고기를 먹듯이 간을 먹고 있는 우리 아이들을 발견하게 됩니다.

아이들은 어른들과는 달리 의외로 새로운 음식에 대한 거부감이 없을 수 있습니다. 수십 년 동안 먹지 않은 음식을 어렵게 접하는 어른의 관점이 아닌 아이의 관점으로 접근한다면 아이들에게 동물의 내장을 먹이는 게 아주 어려운 일은 아닙니다. 일찍 시작할수록 쉽습니다. 선입견이나 고정관념에서 벗어나 지구가 우리에게 주는 최고의 영양 선물을 누려 보세요.

◆ 14. 달걀을 매일의 식단에 포함시키세요

달걀을 매일 먹되 건강한 먹이를 먹으며 방목된 닭이 낳은 난각번호 1번 달걀을 주세요. 건강해지기 위해서는 건강한 음식을 먹어야 합니다. A4 용지 하나만 한 크기의 공간에서 움직이지도 못하며 질 떨어지는 사료를 먹고 항생제 폭탄을 맞고 자란 닭이 낳은 달걀이 건강할 리 없습니다.

달걀은 우리가 가장 접하기 쉬우면서도 각종 미네랄과 비타민이 많이 든 동물성 식재료입니다. 달걀, 특히 노른자에는 지용성 비타민인 A, D, K2뿐 아니라 뇌 발달, 특히 아이들의 발달에 중요한 필수지방산인 아라키돈산과 DHA가 많이 들어 있습니다.

앞서 설명한 내용들을 이해하셨다면 더 이상 달걀노른자의 콜레스테롤 걱정은 하지 않으실 걸로 생각합니다. 저는 하루에 달걀노른자 10개도 먹습니다.

◆ 15. 김치는 집에서 담근 동치미, 깍두기, 배추김치로 주세요

아이들이 김치를 좋아하지 않는다고 걱정하실 필요는 전혀 없습니다. 사실 김치 안에 들어가는 재료는 아이들이 먹었을 때 장에 가스를 유발하는 것들이 많습니다. 대표적인 것이 마늘입니다. 개개인의 장 상태에 따라 다를 수는 있으나 대부분의 사람들이 마늘이 많이 든 음식을 먹었을 때 장이 편안하지 않음을 느낍니다.

아이들에게는 백김치, 동치미, 깍두기가 적합하며 가능하면 가정에서 마늘, 설탕, 첨가물 없이 직접 담가 드시는 것을 추천합니다. 재료를 간소화시킨 요리는 생각하시는 것보다 훨씬 간단합니다.

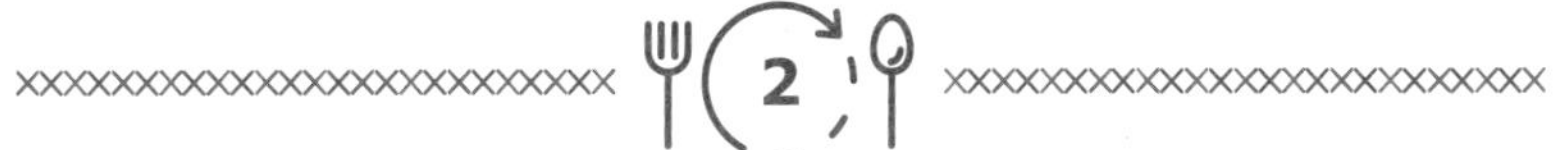

식비 절반으로 줄이는 장보기

아이와 함께 마트 돌아다니기를 즐기시나요? 하지만 첨가물이 많은 식품은 철저하게 배제하시는 장보기가 필요합니다. 장보기는 인터넷으로 간편하게 하시고 야외나 실내에서 아이들과 할 수 있는 활동을 찾아 보세요. 더 건강해질 수 있습니다.

육류

◆ 소고기

매일 드셔도 되는 가장 안전한 식재료 중 하나입니다. 단, 마블링을 위해 평생을 축사에 갇혀 사료를 먹고 자라는 소의 고기는 추천하지 않습니다. 목초지에서 마음껏 돌아다니며 원래 그들이 누려야 했던 즐거움을 누리면서 신선한 풀을 뜯어 먹고 자란 행복한 목초우를 추천합니다.

값비싼 한우의 절반 가격도 안 되지만 한우보다 2배 이상 건강한 소가 그래스페드grass fed(풀 먹은) 목초우입니다. 뉴질랜드산, 우루과이산 소고기는 거의 목초육이며 호주산 소고기는 등급 확인 후 구입하시면 안전합니다.

호주산 수입 소고기 등급

등급	사육 방식	수입 상태
A(Any) : grass finished	목초 방목	냉동
S(Steer) : grass fed	목초 사육 + 100일 미만 곡물	
GF(grain fed)	곡물 사육	

고기 도매 업체를 통해 대량으로 구입해서 소분해 두었다가 하나씩 꺼내 드시면 식비 절약 효과가 있습니다. 주변의 친한 사람들과 공동구매 하는 것도 좋은 대안이 될 수 있습니다. 대량으로 구매하는 것보다는 가격대가 높지만 건강한 목초우의 가치를 알고 구매하고자 하는 사람들이 늘어나는 추세라서 인터넷으로 어렵지 않게 소량 구매할 수도 있습니다.

◆ 양고기

소고기와 마찬가지로 매일 드시기 가장 좋은 식재료입니다. 현재 우리나라에 수입되는 양고기는 호주산 또는 뉴질랜드산이며 호주와 뉴질랜드에서 자라는 대부분의 양은 초원에서 목초를 먹고 자랍니다. 양고기 냄새에 민감하여 꺼려지는 경우 12개월 이상인 머튼보다는 12개월 미만의 어린 양의 고기인 램을 드시면 거부감이 적어집니다. 또 지방이 많을수록 양 냄새가 많이 나므로 살코기 부위부터 조금씩 적응해 나가시면 좋습니다.

◆ 돼지고기

돼지는 소나 양처럼 반추동물이 아니고 위가 하나 뿐인 단위동물(인간과 유사)이므로 사람처럼 몸에 있는 독소를 지방에 저장합니다. 오메가-6 지방산이 소고기나 양고기에 비해 많이 포함되어 있으므로 일주일에 1회 이상은 추천하지 않습니다. 저처럼 삼겹살을 사랑하신다면 곡물을 먹여 키우며 항생제 주사를 많이 맞는 일반 돼지보다는 건강하게 자란 스페인 이베리코 돼지고기를 권하고, 다만 드시기 전에 반드시 염지해서 드시는 방법을 추천합니다. 자주 드신다면 더더욱 염지는 필수입니다. 돼지고기 염지(소금과 산성 용액에 재우는 것, 일반적으로 소금과 식초에 8~72시간 정도 재움)는 기생충과 식중독을 일으키는 유해균을 죽이고 최종적인 요리의 맛과 향을 증진시킵니다. 뿐만 아니라, 돼지고기가 가진 염증성의 혈액응고 작용을 막아 안전한 음식이 되도록 합니다.

◆ **가금류(오리 또는 닭)**

돼지고기와 마찬가지로 자주 드시기를 권장하지 않는 이유는 가금류에 있는 리놀렌산 때문입니다. 가금류의 기름에는 오메가-6가 많이 함유되어 있으므로 너무 자주 먹으면 염증에 취약해질 가능성이 높습니다. 특히 산화된 식물성 기름에 튀겨진 배달 치킨은 반드시 피하셔야 합니다.

내장류

동물의 내장을 식단에 포함시키면 영양의 질이 눈에 띄게 좋아집니다. 다만 진입 장벽이 있어서 접근이 쉽지 않을 수는 있습니다. 조금씩 차츰 늘려 간다면 경험해 보지 못한 활력이나 기대를 뛰어넘는 아이들의 육체적 성장을 경험할 수 있습니다. 소간, 양간, 닭간, 소뇌, 양뇌, 골수, 심장, 염통, 지라, 곱창, 대창, 막창, 특양, 천엽 등 동물의 특수 부위나 생선 내장은 최고의 영양제입니다.

어패류

우리가 자주 먹는 곡물 비육 육류에서는 얻기 힘든 영양소를 가지고 있어 일주일에 1~2회 정도는 먹이면 좋습니다. 목초우를 구입하기 힘들 때에는 곡물 사육 육류를 드시면서 오메가-3 섭취를 위해 기름진 등푸른 생선(고등어, 전어, 자연산 연어 등)을 먹이면 됩니다. 모든 식재료는 자연적인 것이 더 좋으므로 어패류 역시 양식보다는 자연산을 선택하시길 바랍니다. 생선 알은 생선을 통해 얻을 수 있는 매우 좋은 영양 공급원입니다. 생선을 드실 때에는 머리부터 꼬리까지, 내장과 눈알까지 버리지 않고 드시면 좋습니다. 마트 마감 시간 직전에 가셔서 할인된 가격에 제철 생선을 구매하시는 것도 좋은 방법입니다. 고등어는 계절과 상관없이 드실 수 있는 좋은 선택지입니다. 다만, 구운 고등어를 오래 보관하면 오메가-3가 산화되어 좋지 않으므로 구워서 바로 드셔야 좋습니다. 시중에 나와 있는 어린이용 구운 고등어(데워 먹기만 하면 되는 조리식품)는 추천하지 않습니다.

추천 제철 어패류	
봄	조개, 주꾸미, 꼬막, 도미, 다슬기, 장어, 참돔, 조기, 소라, 멍게
여름	성게알, 한치, 전복, 갈치, 홍합, 바지락, 참소라, 랍스터
가을	전어, 과메기, 고등어, 홍합, 대하, 민어, 꽃게, 낙지, 삼치
겨울	방어, 대방어, 아귀, 굴, 독도새우, 가자미, 도루묵, 양미리, 꼬막, 삼치, 명태

달걀

모든 달걀이 다 같지는 않습니다. 달걀은 등급별로 1~4번까지 난각

달걀 구분하는 법

대한민국정부
달걀 껍데기
코드 읽는 법
0226 AB38E 2
산란 일자
생산자 고유번호
사육환경번호
닭이 알을 낳은 날
△△ ○○(월일)
표시
명칭, 소재지 등
식품안전나라
달걀농장 정보에서 확인
(foodsafetykorea.go.kr)
유기농 1
방사사육 2
축사내평사 3
케이지사육 4

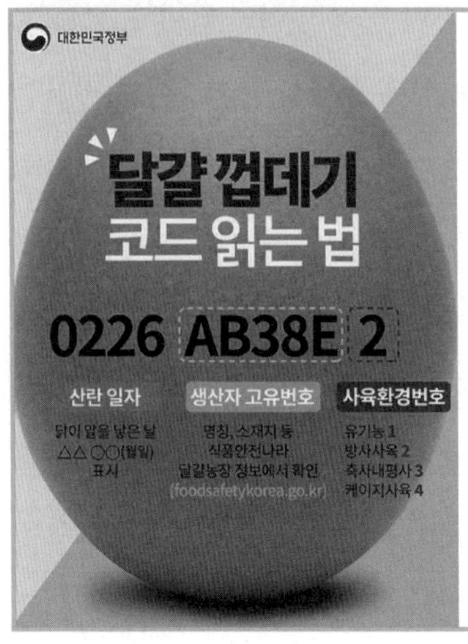

- 1번 : 유기농 방사 사육
- 2번 : 방사 사육
- 3번 : 축사 내 평사
- 4번 : 케이지 사육

번호가 있습니다. 10자리 코드 중 제일 마지막 번호가 달걀의 사육 환경을 뜻하는 숫자입니다.

달걀을 먹지 않는 것보다는 먹는 편이 훨씬 좋지만 평생 작은 케이지에서 움츠리며 항생제로 버티는 삶을 사는 닭이 나은 달걀은 유기농 방사 사육 달걀처럼 건강할 수는 없습니다. 우리가 항생제를 직접 먹지 않는다고 해도 항생제를 맞거나 먹고 자란 식재료를 통해 간접적으로 항생제의 영향을 받기 때문입니다. 달걀은 가능하면 유기농 방목 1번 달걀을 고르세요.

치즈

유제품의 이점을 그대로 얻기 위해서는 살균되지 않은 우유로 만든 비살균 유제품이 좋지만 한국에서는 치즈를 제외하고는 비살균 유제품 유통이 금지되어 있습니다. 비살균 치즈에는 비타민 K2가 풍부하므로 아이들 간식으로 활용하면 매우 좋습니다. 시판 우유나 요거트 등 살균 유제품에 알레르기가 있는 경우에도 비살균 치즈에는 알레르기 반응이 나타나지 않기도 합니다. 하지만 유제품 알레르기가 있다면 아주 조금만 먹어 보고 반응을 확인한 후 섭취하는 편이 좋습니다.

과일

제철 과일이 아니라면 영양소의 이득을 거의 얻지 못하며 설탕물과 다름없습니다. 비싼 수입 과일을 비타민 C등의 영양소 섭취를 위해 드실 필요는 전혀 없습니다. 과일과 채소에 뿌려진 농약과 제초제가 우리 몸에 끼치는 영향은 상상을 초월합니다. 제철 과일이라고 해도 반드시 유기농으로 선택하셔서 소량만 먹도록 합니다.

간식 및 디저트류

건강한 고기와 지방으로 식단을 꾸린다면 영양 면에서 간식과 디저트가 따로 필요하지 않습니다. 하지만 디저트나 간식이 없는 삶이 지루하다 느끼신다면 대안이 있습니다. 동물성 크림과 버터로 만든 수제 아이스크림, 천연 발효종으로 만든 빵인 사워도우, 건강한 식재료로 만든 첨가물 없는 육포 또는 소시지 등을 선택하세요. 직접 만들어 먹인다면 더없이 좋겠지만 상황이 여의치 않다면 건강에 진심인 소수의 사람들이 파는 제품을 구입할 수도 있습니다.

가공식품을 아이들에게 먹이지 마세요. 친구들과 밖에서 사 먹는 가공식품만으로도 이미 위험 수준입니다. 집에서까지 가공식품을 주는 일은 절대 지양해야 합니다. 가공식품은 식품이라는 이름을 붙여주기도 민망한 첨가물 범벅 제품들이 대부분입니다.

소금

미네랄이 들어 있는 천연 소금을 선택할 때에는 미세플라스틱이 들어 있지 않은 소금을 찾는 일이 중요합니다. 미세플라스틱은 자주 가시화되는 문제이므로 한 번씩 점검해 보는 수고가 필요합니다.

건강한 편식을 위한 장보기 목록

<table>
<tr><th></th><th>종류</th><th>구입처</th></tr>
<tr><td rowspan="6">육류
(목초)</td><td>소고기</td><td rowspan="4">미트박스, 신돈축산, 꼬미양, 와우미트, 쫀미트, 헤이그린스, 쉽새끼, 램스푸드, 생각하는 식탁, 사러가마켓, 트루푸드, 엉파</td></tr>
<tr><td>양고기</td></tr>
<tr><td>사골, 꼬리, 우족, 머릿고기, 내장육(간) 등</td></tr>
<tr><td>돼지고기(이베리코 베요타)</td></tr>
<tr><td>닭고기(유기농 방목)</td><td>배꽃유정란, 오아시스마켓</td></tr>
<tr><td>달걀(난각 1번 달걀)</td><td>코스트코, 오아시스마켓,
배꽃유정란, 아침에계란</td></tr>
<tr><td>어패류</td><td>• 각종 제철 생선
• 굴, 홍합, 조개류
• 아귀간, 전복 내장
• 생명란, 성게알, 열빙어
• 아르헨티나 자연산 붉은 새우</td><td>씨몬스터(생선 소포장 또는 벌크)
전우수산(아귀간, 아귀대창)
훈훈수산(각종 어패류)
코스트코
네이버카페 '농라' : 농수산물 직거래 장터(자연산 검색해서 구입하기)</td></tr>
<tr><td rowspan="4">양념</td><td>소금
• 게랑드 토판염 · 레드몬드 리얼 솔트
• 말돈 소금
• 안데스(셀루살) 호수염</td><td>쿠팡, 마켓컬리, 아이허브</td></tr>
<tr><td>어간장</td><td>어박사 어간장</td></tr>
<tr><td>액젓(참치액젓, 멸치액젓, 까나리액젓)</td><td>* 액젓이 아닌 '액'은 비추천</td></tr>
<tr><td>백후추</td><td>아이허브(심플리 오가닉)</td></tr>
<tr><td>유제품</td><td>비살균치즈
• 그뤼에르, 그라나파다노, 꽁떼
• 파르미지아노 레지아노, 테트 드 무안
• 페코리노 로마노(양유치즈)</td><td>코스트코, 마켓컬리,
인터넷 마켓</td></tr>
<tr><td>버터</td><td>천연버터
• 앵커버터, 페이장브레통, 이즈니, 펑플리 유로팜, 골든천, 캐리골드, 프레지덩, 도노, 루어팍 등</td><td>쿠팡, 각종 베이킹샵, 마켓컬리</td></tr>
</table>

3

건편식 외식 가이드

한국 사람들은 고기를 무척 좋아합니다. 다만 적색육이 건강에 좋지 않다는 잘못된 인식으로 고기를 멀리하려고 노력하고 있을 뿐입니다. 남자들이 한식당에서 먹는 주 메뉴는 제육볶음이고 아이들 외식 1등 메뉴는 돈가스이며 남녀노소를 불문하고 삼겹살을 좋아합니다. 소고기도 무척 좋아하지만 가격이 워낙 비싸다 보니 삼겹살만큼 자주 사 먹지 못할 뿐입니다.

식당가에 가 보면 확실히 알 수 있습니다. 두 집 건너 한 집이 고기집입니다. 소 갈비살, 삼겹살, 수육국밥, 순대국밥 등 의외로 즐거운 외식이 가능합니다. 양념과 과한 탄수화물만 주의한다면 건강하고 맛있게 드실 수 있습니다.

외식 추천 메뉴

- 곱창, 막창, 대창, 특양 등 소의 특수 부위
- 내장탕, 곰탕, 도가니탕, 수육국밥, 순대국밥 등 국밥류
- 스지탕, 샤브샤브 등 탕류
- 육회, 육사시미
- 갈비살, 치맛살 등 소고기 구이
- 삼겹살, 목살 등 돼지고기 구이
- 양꼬치, 양등심 등 양고기 구이
- 각종 스테이크
- 생선 숯불구이
- 생선회
- 장어구이
- 쌀국수
- 사워도우로 만든 잠봉뵈르와 샤퀴테리(콜드컷)

단 음식에 입맛이 길들여져서 자꾸 단맛을 찾는 일만 주의한다면 어쩌다 한 번씩 오는 외식에 너무 예민해지지 않으셔도 됩니다. 그래도 염증의 주범인 식물성 기름은 최대한 배제하고 집에서만은 무조건 건강한 편식이 필요하다는 사실만 기억해 주세요.

건편식으로
한 달 식단 짜기

아이를 위한 건강한 식단이지만 함께하는 부모님 건강에도 엄청난 이점을 가져다 줄 식단입니다. 가족이 모두 함께하시면 더 좋은 효과를 볼 수 있습니다.

일반 또는 가벼운 증상 개선을 위한 건편식

초기 10일은 아이의 입에서 단맛을 빼는 것이 중요합니다. 설탕, 과일은 물론 대체당도 추천하지 않습니다. 놀랍게도 거의 모든 요리는 굳이 단맛이 들어가지 않아도 소금 간 또는 액젓으로 충분히 맛내기가 가능합니다. 아이의 컨디션을 살피면서 단백질과 지방을 충분히 주는 데 집중하세요.

몸에 영양이 부족한 아이일수록 많은 양의 식사를 요구할 수 있습니다. 초반에는 고기 양에 제한을 두지 마시고 무조건 원하는 만큼 주는 것이 중요합니다. 식사량이 충분해야 간식이 생각나지 않습니다.

건강한 편식, 초기 10일 식단표

	아침	점심	저녁	간식(필요시)
1일차	달걀프라이, 소고기미역국	소꼬리곰탕, 밥 50그램	등심 스테이크	• 수제 육포와 버터 • 버터황태깡 • 라드스낵 • 버터오징어 • 수제 코코넛 요거트 • 당근칩 • 닭가슴살 육포 • 코코넛크림 블루베리
2일차	달걀프라이, 사골국	양고기카레, 밥 50그램	소 갈비살 구이	
3일차	명란버터구이, 소고기미역국	버터달걀밥, 비프토마토스튜	묵은지 우삼겹 볶음	
4일차	달걀프라이, 소고기뭇국	달걀 차돌 김밥, 백김치	햄버그스테이크	
5일차	버터달걀밥, 사골국	육회	비프 찹스테이크	
6일차	새우달걀찜, 사골국	다짐육 콜리플라워 볶음밥	순대국 (순대, 양념 제외)	
7일차	에그샐러드, 동치미	고등어구이, 밥 50그램	돼지보쌈고기	
8일차	새우젓 버터 에그스크램블	닭간볶음밥, 비프토마토스튜	스지전골	
9일차	에그인헬	꼬막비빔밥, 사골국	소갈비탕	
10일차	삶은 달걀, 사골배추된장국	돼지고기 김치찌개, 밥 50그램	양삼겹구이	

영양이 충분하지 않으면 자꾸 간식을 찾습니다. 위산이 충분히 분비되지 않는 아이라면 소화가 어려워서 고기 먹기를 힘들어할 수 있습니다. 소화효소를 적극 활용하시고 차츰 양을 늘려 주세요. 소간이나 양간을 먹지 않는 아이라면 반드시 매일 식사에 대구 간유를 더해 주세요.

아이가 지겨워하지만 않는다면 같은 식사를 반복해서 주어도 상관없습니다. 요리에 스트레스를 받는 엄마라면, 매일 고기만 구워서 소금과 함께 주어도 됩니다. 다만 하루 식사에는 반드시 달걀(알레르기가 없다면)과 사골국을 포함하면 좋고 매끼니 고기를 먹어도 괜찮습니다.

탄수화물 위주의 식사를 했던 아이라면 미네랄이 많이 부족한 상태일 수 있습니다. 그렇다면 매끼니 미네랄 액상을 국물류에 5~10방울씩 첨가해서 주면 좋습니다(마그네슘이나 미네랄 액상은 짠맛을 빼면 특별한 맛이 나지 않아서 음식 맛에 크게 영향을 끼치지 않습니다).

기름을 사용해 조리한다면 반드시 동물성 지방(버터, 기버터, 텔로우, 라드 등)을 사용해 주세요. 아보카도오일은 권장하지 않으며 올리브오일을 써야만 맛이 나는 음식의 경우 올리브오일을 사용하시면 됩니다.

간식은 필요할 때만 주시면 됩니다. 코코넛 요거트는 집에서 만드는 수제 요거트입니다. 육전이나 간전의 경우 일반식과는 다르게 밀가루 없이 달걀로만 요리한다는 점도 기억해 주세요.

건강한 편식, 중기 10일 식단표

	아침	점심	저녁	간식(필요시)
11일차	삶은 달걀, 동치미	사골 소고기 떡국, 백김치	닭백숙	• 블루베리 코코넛요거트 스무디 • 육포카나페(과카몰리) • 순대 내장 모듬(순대제외) • 가래떡소고기 말이 • 사워도우, 버터, 샤퀴테리 • 수제 아이스크림 • 고구마, 동치미 • 사과 1/4 조각 • 소간칩, 버터
12일차	소갈비탕	양지방 골든 명란 볶음밥	양숄더랙(프렌치랙)구이	
13일차	달걀프라이, 사골국	닭간 달걀볶음밥	소고기 샤브샤브	
14일차	소꼬리곰탕	짜장밥, 굴전	차돌박이 숙주볶음	
15일차	양배추 달걀전, 사골국	장조림덮밥, 코코넛 멸치볶음	양꼬치 구이	
16일차	양고기 코코넛 카레	고등어 묵은지 조림	육전, 간전	
17일차	삶은 달걀, 동치미	차돌청국장, 밥 50그램	간버거 스테이크	
18일차	달걀프라이, 차돌청국장	라구쌀파스타	제육김치볶음	
19일차	달걀프라이, 사골미역국	육회	오리고기	
20일차	삶은 달걀, 라구소스	돼지갈비덮밥	연어스테이크	

10~20일 정도 식단을 유지하고 나면 몸의 컨디션이 확연히 달라지고 에너지가 넘치게 됩니다. 몸이 깨끗하지 못한 상태에서는 건강하지 않은 음식이 들어오더라도 자각하기가 힘들지만 깨끗한 상태에서는 건강하지 못한 음식이 몸속에 들어오면 더 섬세하게 반응할 수 있습니다. 치즈(유제품)의 경우 너무 많이 먹으면 변비를 유발할 수

있으므로 주의하셔야 합니다. 발효음식(비살균 치즈)이더라도 히스타민 반응이나 알레르기가 있을 수 있으니 간식을 먹일 때에는 먹고 난 후에 아이 상태를 관찰해야 합니다. 같은 음식이라도 건강 상태에 따라서 반응이 다를 수 있어 건강이 좋지 않다면 먹이지 않는 편이 현명합니다. 달걀 알레르기가 있다면 대부분 흰자에 반응하니 흰자를 빼

건강한 편식, 후기 10일 식단표

	아침	점심	저녁	간식(필요시)
21일차	명란치즈달걀파이, 사골국	스지(힘줄) 쌀국수	아롱사태수육	• 비살균 치즈 + 꿀 • 비살균 치즈 + 버터 • 바나나 코코넛 요거트 스무디 • 마카다미아넛 • 리예뜨, 사워도우 • 수제 소시지 • 살라미
22일차	육포, 버터, 사골국	소불고기덮밥, 사골된장국	달걀프라이, 주꾸미 알탕	
23일차	소갈비살 구이	풀드포크 사워도우 샌드위치	갈비찜	
24일차	달걀프라이, 사골국	열빙어구이, 구이김, 밥 50g	햄버그스테이크	
25일차	양배추달걀전, 황태무국	우삽겹 버섯볶음	전복, 관자 버터 구이	
26일차	전복내장죽, 사골국	삼겹살구이, 익힌 양배추쌈	소고기 스테이크, 버터	
27일차	버터달걀밥, 사골국	양목살구이	곱창구이	
28일차	삶은 달걀, 사골된장국	버터굴밥, 배추달걀전	생선구이 (장어구이)	
29일차	에그샐러드, 동치미	닭다리살 채소볶음, 사골국	등갈비 김치찜	
30일차	새우달걀찜	수제떡갈비	안심버섯 찹스테이크	

고 노른자만 조금 먹여 본 뒤 괜찮다면 노른자로 먹이시면 됩니다.

장누수증후군이 있다면 사골국을 먹고 복통이 일어날 수 있습니다. 그렇다면 장누수 치료 동안은 사골국을 식단에서 제외하는 대신 곰국(뼈가 아닌 고기로 국물을 낸 육수)을 추가해 주세요.

치료를 위한 건편식

불편한 증상의 치료를 돕거나 보다 높은 에너지 레벨과 최상의 컨디션을 원한다면 카니보어에 가까운 건편식을 권장합니다. 1~2개월 정도 철저하게 유지하다가 증상이 개선되면 일반 건편식으로 조금씩 넘어가도 됩니다. 한 달간은 조금은 지루할 수 있으나 준비하기는 훨씬 간편하며 놀라운 몸의 변화를 느낄 수 있습니다. 어린 아이부터 노인까지 모든 연령대에 가능한 식단입니다.

다음의 식단은 예시이며 순서가 바뀌어도 무관합니다. 다만 몇 가지만 주의하세요. 달걀이나 고기의 양은 제한하지 않고 만족할 때까지 먹어도 괜찮습니다. 여러 차례 강조했듯이 가능하면 목초육, 유기농, 무항생제 육류와 자연산 어패류를 선택하세요.

지방이 적은 육류 부위나 어패류를 먹을 때는 반드시 지방(버터)을 추가로 섭취해 주어야 합니다. 소고기나 양고기 위주로 식단을 꾸리면 좋고 주 1~2회 정도는 돼지고기나 닭고기를 허용해도 좋습니다. 돼지고기를 먹일 때는 반드시 사흘간 염지한 뒤 요리에 사용하세요.

치료를 위한 건강한 편식 식단

아침	점심	저녁	간식(필요 시)
• 달걀프라이, 삶은 달걀, 에그스크램블, 에그샐러드, 달걀찜 등 달걀 활용 요리 (반드시 동물성 지방으로 요리) + 내장육(소간)	소꼬리곰탕, 버터 20그램	등심 스테이크, 버터 20그램	• 수제 소고기 육포와 버터 • 버터황태깡 • 라드스낵 • 버터오징어 • 파르미지아노 레지아노(치즈) • 닭가슴살 건조 육포
	돼지국밥, 버터 20그램	소갈비살 구이	
	버터달걀밥, 비프스튜	우삼겹 볶음 (소금, 백후추)	
	차돌박이구이, 동치미	햄버거스테이크	
	육회, 달걀노른자	양숄더랙	
	소(양)다짐육볶음	갈비탕, 버터 30그램	
	생선구이, 사골국, 버터 20그램	소갈비살 구이	
	닭간버터리조또,	도가니(스지)탕, 버터 20그램	
	돼지고기 수육	연어구이, 버터 30그램	
	버터새우, 사골국	양삼겹	

유당불내증이 있는 경우 버터 대신 기버터로 교체.

요리할 때 양념은 소금, 백후추만 넣어야 합니다. 모든 요리유는 동물성 지방으로 사용하고, 소금 간을 충분히 하여 싱겁지 않게 먹도록 합니다. 내장육 섭취가 힘든 경우 생략이 가능하나 장기적으로 봤을 때는 꾸준히 먹으면 좋으니 서서히 시도해 보시기 바랍니다.

100

오늘의 식단이 내일의 아이를 만듭니다

학교 현장에서 아이들의 식생활과 건강 상태를 매일같이 직접 봅니다. 나날이 심각성이 더해지는 모습에 이 책을 쓰기로 결심했습니다. 바쁜 생활 속에서 많은 가정이 편의성을 추구하다 보니 고탄수화물 식이가 점점 더 심해집니다. 그로 인해 비만, 대사질환, 알레르기 증상들을 안고 생활하는 아이들이 점점 늘어나고 있습니다. 이대로 간다면 지금은 성인병이라 불리는 각종 질환이 우리 아이들 사이에도 급속도로 증가하게 될 것입니다.

지금 우리 사회의 고탄수화물 식이 중독은 심각한 수준입니다. 현대 사회에서 어른들만 바쁘고 스트레스가 많은 것은 아닙니다. 우리의 아이들도 학교에, 학원에, 과외 등으로 너무 바쁘게 지냅니다. 그래서 어른뿐만 아니라 아이들도 더 달고 더 자극적인 음식에 의존하고 있습니다. 이런 식단을 지속하며 약과 몇 가지 영양제에 의존하는 방법으로는 더 이상 아이들의 건강을 지켜낼 수 없습니다.

하지만 희망은 있습니다. 바로 건강한 편식입니다. 너무나도 흔한 아이들의 아토피, 비염, 알레르기성 질환 뿐 아니라 많은 부모들과 아이들에게 어려움을 안겨 주는 자폐 스펙트럼과 ADHD조차도 결코 불치병이 아닙니다. 올바른 식단으로 얼마든지 예방과 치료가 가능합니다. 건강하지 못한 유전자를 타고 났다고 하더라도 건강한 편식을 통해서 얼마든지 건강한 삶을 살아갈 수 있습니다.

과학과 영양학은 계속 발전하고 있습니다. 지식 불변의 법칙은 어디에도 없습니다. 과거에 우리가 믿었던 지식이 현재는 유효하지 않다고 증명된 경우가 너무도 많습니다. 하지만 어린 시절에 배워서 무의식에 박혀 버린 지식과 생각을 바꾸기는 쉽지 않습니다. 그래서 새로운 사실이 밝혀졌다 하더라도 대부분의 사람들은 의심을 하고 쉽게 받아들이지 못합니다.

현대에 무분별하게 사용되는 식물성 기름이 건강을 해치는 주범이라는 사실, 질 좋은 천연 지방의 섭취는 건강에 해롭지 않고 성인 뿐 아니라 우라 아이들의 성장과 건강에 엄청나게 중요하다는 사실, 과거에는 찾아볼 수조차 없었던 엄청난 질병들이 고탄수 식단과 당분 중독에서 비롯된다는 사실, 모든 채소가 유익한 것은 아니며 모든 사람에게 채소가 필요한 것은 아니라는 사실, 소소한 건강상의 문제가 나트륨 부족에서 생긴다는 사실, 좋은 환경에서 자란 건강한 적색육 섭취는 절대 건강에 해롭지 않으며 오히려 유익하다는 사실이 새로운 연구를 통해 밝혀진다고 해도 그걸 받아들이고 실행에 옮겨 변화하는 사람은 극소수입니다.

우리의 뇌는 새로운 것을 받아들이는 데 익숙하지 않습니다. 행동으로 실천하기 위해서는 더더욱 용기가 필요합니다. 새로 알게 된 영양 지식을 나의 가족과 아이에게 적용하려고 하면 망설여지는 것이 당연합니다. 어릴 때부터 그렇게 배우지 않았으니까요. 기존의 잘못된 영양 상식이 머릿속에 새겨져 있다면 이제는 새로운 영양 상식을 머릿속에 새겨야 할 차례입니다. 내 무의식 속에 나도 모르게 잘못 새겨졌던 것을 긁어내고 새로운 것을 심으려면 계속 공부하는 수밖에 없습니다.

우리 아이들이 먹고 마시고 숨 쉬는 모든 것이 아직은 부모의 관할 안에 있습니다. 내 아이의 건강과 영양 관리는 양육자가 해 주셔야 합니다. 부모가 배우고 실천하고 성장하면 아이의 영양이 좋아지고 건강해집니다. 아무런 지식 없이, 배우려는 노력 없이 그저 식품 광고에 의존하면서 남들이 좋다고 하는 것을 따라가기만 한다면 내 아이의 건강을 지킬 수 없습니다.

우리를 움직이는 것은 습관입니다. 그리고 어린 시절의 습관은 평생 습관이 될 확률이 높습니다. 잘못된 습관을 버리면 새로운 변화가 생깁니다. 그 변화가 우리 아이들이 건강하고 활기차게 미래를 여는 시작점입니다. 일단 마음을 먹고 실행을 시작한다면 여러분과 여러분의 아이들은 걱정이 무색하게, 상상 이상으로 훨씬 더 잘 해낼 것입니다. 조금 부족하더라도 일단 시작하세요. 실수했거나 잘못했더라도 다시 시작하세요. 달콤한 유혹에 넘어갔더라도 자책하지 마세요.

한낱 휴대폰을 구매할 때에도 디자인이 예쁘다고 무조건 사지는 않습니다. 각 기종의 특성과 장단점, 휴대폰 용량, 크기, 무게, 색깔 등 모든 기능과 외양을 다 살피고 나에게 맞는 제품과 판매처를 찾아서 구매합니다. 물건을 살 때에도 인터넷으로 각종 정보를 찾고 읽고, 여러 고민을 한 뒤 구매하는데, 매일 우리의 몸속으로 집어넣는 음식은 얼마나 자세하게 공부하며 구입하고 먹는지 생각해 보세요.

제가 다시 아이를 키운다면, 절대 시리얼과 우유를 아침으로 주지 않고 고기를 많이 먹일 겁니다. 채소를 억지로 먹이려고 애쓰지 않을 겁니다. 식사 후에 당연하게 먹었던 디저트는 가능하면 주지 않을 겁니다. 지방을 두려워하지 않고 모든 음식을 천연 동물성 지방으로 조리할 겁니다. 고기와 함께 내장도 꾸준히 먹일 겁니다. 밀가루와 식품 첨가물이 든 모든 음식을 식탁에 올리지 않을 겁니다. 절대 저염식을 하지 않을 겁니다.

누구나 겪는 당연한 증상이라 여겼던 미미한 건강상의 문제들을 식단으로 개선했고, 어쩌면 큰 병으로 발전할 수도 있었던 증상들도 모두 개선했습니다. 아토피와 비염, 이유 모를 복통과 두통도 모두 식단으로 좋아졌습니다. 내 아이와 우리 가족의 건강한 몸과 최적의 컨디션, 평생 가져갈 수 있는 라이프 스타일을 찾고 싶다면 이 책이 분명 도움이 되리라 확신합니다.

이 책을 시작으로 대한민국 엄마들이 아이는 물론 가족의 건강을 지켜줄 수 있는 영양학에 관심을 갖게 되길 바라는 마음입니다. 그래서 스스로 건강한 삶을 영위할 수 있는 현명하고 지혜로운 삶을 사시길 바랍니다.

여러분과 자녀의 건강한 오늘, 그리고 내일을 기원합니다.

「질병은 없다」 제프리 블랜드, 정말중요한

「환자혁명」 조한경, 에디터

「내 장은 왜 우울할까」 윌리엄 데이비스, 북트리거

「잠든 당신의 뇌를 깨워라」 황성혁, 이영훈, 북앤에듀

「독소를 비우는 몸」 제이슨 펑, 지미 무어, 라이팅하우스

「엣킨스 다이어트 혁명」 로버트 앳킨스, 세이버스

「소소하지만 확실한 건강 이야기」 오경석, 에디터

「발달장애 자연치료 식이요법 갭스」 나타샤 캠벨-맥브라이드, 한솔의학서적

「기적의 식단」 이영훈, 북드림

「짠맛의 힘」 김은숙, 앵글북스

「신성한 소」 다이애나 로저스, 롭 울프, 더난출판사

「초가공식품」 크리스 반 툴레켄, 웅진지식하우스

「유전자를 바꾸는 식단」 캐서린 섀너핸 외, 세이버스

「최강의 다이어트, 카니보어 코드」 폴 살라디노, 그라피

「지방의 누명」 MBC스페셜 지방의 누명 제작진, 디케이제이에스

『지방의 역설』 니나 타이숄스, 시대의 창

『콜레스테롤 수치를 믿지 마라』 스티븐 시나트라, 예문 아카이브

『지방을 태우는 몸』 지미 무어, 라이팅하우스

『왜 아플까』 벤자민 빅먼, 북드림

『비만 코드』 제이슨 펑, 시그마북스

『설탕 중독』 대릴 지오프리, 부키

『식사가 잘못됐습니다』 마키다 젠지, 더난출판사

『탄수화물과 헤어질 결심』 에베 코지, 세이버스

『그레인 브레인』 데이비드 펄머터, 시공사

『밀가루 똥배』 윌리엄 데이비스, 에코리브르

『플랜트 패러독스』 스티븐 R. 건드리, 쌤앤파커스

『육식혁명 카니보어』 이소미, 김근형, 바이북스

『닥터덕의 세포 리셋』, 김덕수, 김영사